Heike Hesterberg

Ganzheitliche Beckenbodenschule und Beckenbodengymnastik

mit einem Beitrag von
Andrea Adomeit

1. Auflage 2003
Elwin Staude
Verlag GmbH,
Hannover

ELWIN
STAUDE
VERLAG

1. Auflage 2003

Postfach 510660, 30636 Hannover

Fotos: Jürgen Ritterbach
Satz: typotime, Bad Salzdetfurth
Druck: Primedia, Hannover
ISBN 3-87777-097-5

Wichtige Hinweise
Die Ratschläge, Empfehlungen und therapeutischen Angaben in diesem Buch, insbesondere von Medikamenten, ihrer Dosierungen und Applikationen, wurden von der Autorin und dem Verlag nach bestem Wissen und Gewissen erarbeitet und sorgfältig geprüft.
Da die Entwicklung in Medizin und Wissenschaft jedoch stetig voranschreitet, menschliche Irrtümer und Druckfehler nie völlig auszuschließen sind, übernimmt der Verlag für derartige Angaben keine Gewähr. Jede Leserin und jeder Leser ist daher dringend aufgefordert, alle Angaben in eigener Verantwortung auf ihre Richtigkeit zu überprüfen.

Sofern in diesem Buch eingetragene Warenzeichen, Handelsnamen und Gebrauchsnamen verwendet werden, auch wenn diese nicht als solche gekennzeichnet sind, gelten die entsprechenden Schutzbestimmungen.

Inhaltsverzeichnis

Medizintechnik und Heilhilfsmittel

Grundlagen der allgemeinen Sport- und Trainingslehre

Methodik, Didaktik und Musik

Kursorganisation, Planung, Abrechnung

Das Konzept: Ganzheitliche Beckenbodenschule und Beckenbodengymnastik

Arbeitsmaterialien

Workoutbook

Merci vielmals ...

Als Hebamme habe ich unzählige Schwangerschaften betreut. Während der vielen Monate der Buchentwicklung habe ich auf mentaler Ebene verschiedene Parallelen gespürt: Zunächst die Euphorie und die Freude über das „zu erwartende Kind", später die Auseinandersetzung mit dem Kind und mit der Gesellschaft. Selbst die Träume ähnelten sich: Werdende Mütter träumen häufig von ihrem Kind, ich träumte von der Text- und Buchgestaltung.

Vielen Schwangeren kommt diese Zeit wie eine Ewigkeit vor, viele stöhnen über die zunehmenden Belastungen. Bei mir nahm die Arbeit überhaupt kein Ende, ich war mir nicht mehr sicher, ob ich diesen Stress aushalten würde.

Häufig ist es ja so, dass nach eher schwerfälligen Schwangerschaften zügige und glatte Geburten erfolgen. Die Frauen sind zumeist glücklich und stolz auf ihre Geburtserlebnisse und „Geburtsergebnisse". So erging es mir auch, nachdem dieses Buchprojekt abgeschlossen war, und ich freue mich jetzt, Ihnen mein zweites Buch vorstellen zu können.

Emotionales, mentales, sach- und fachkundiges Coaching gaben mir in vielen Phasen die nachfolgend genannten Menschen, bei denen ich mich an dieser Stelle auf das Herzlichste bedanken möchte.

An aller erster Stelle bedanke ich mich bei meiner Schwester Gudrun. Sie stand mir mit ihrer Fachkompetenz als Krankenschwester und Lehrerin für Pflegeberufe zur Seite. Sie las das Konzept aus der kompetenten, methodisch-didaktischen sowie pädagogischen Perspektive und reflektierte so lange kritisch und konstruktiv, bis wir der Meinung waren, dass das Konzept professionell und stimmig aufeinander aufgebaut ist. Bei ihr und ihrem Lebenspartner Georg Gentgen bedanke ich mich darüber hinaus für die stete emotionale und mentale Unterstützung.

Eine weitere kritisch reflektierende und sachkundige Unterstützung fand ich in Martina Cremer, meiner langjährigen Hebammenkollegin und gleichfalls Lehrerin für das Hebammenwesen. Auch ihre Kritik lag mir am Herzen, da wir von der medizinpädagogischen Seite aus die selbe Basis haben und sie aus beruflichen Gründen fast täglich mit diesem Thema konfrontiert ist. Aus eigener Erfahrung weiß sie genau, was für Hebammen, weitere Anleitende und letztlich für das angesprochene Klientel wichtig ist und bekräftigt den Wert dieses Buches. Vielen Dank!

Ein großes Dankeschön gilt auch Andrea Adomeit, einer kompetenten Hebammenkollegin und Heilpraktikerin. Sie ging mit mir den Buchtext durch und stellte mir freundlicherweise einen Text zum Thema Beckenboden und Ernährung zur Verfügung.

Die nächste Person, bei der ich mich bedanken möchte, ist Jutta Rademann-Spreuer, einst ehemalige Klientin (vor und nach der Geburt ihres zweiten Sohnes) und mittlerweile sehr gute Freundin und Beraterin. Sie geht mit mir seit Jahren beruflich durch dick und dünn und ist sowohl langjährige Mitarbeiterin, als auch Referentin in meinen sportiven Fort- und Weiterbildungen für Hebammen und andere Fachleute. Sie stand und steht mir jederzeit mit ihrer Fachkompetenz aus dem Bibliothekarwesen, ihrer pädagogischen Qualifikation, ihrem sportorientierten Fachwissen und ihrer ausgeprägten Motivationsfähigkeit zur Seite.

Weitere fachspezifische, medizinische Unterstützung und konstruktive Kritik fand ich in meinem langjährigen Freund und fachlichen Berater Dr. Mahmoud Ragheb, „meinem" ehemaligen Oberarzt aus der Zeit meiner Hebammentätigkeit im Krankenhaus Düren. Ein Frauenarzt, der aufgrund seiner langjährigen Berufserfahrung weiß, warum der Gesamtinhalt und die Verknüpfung der Zusammenhänge in diesem Werk wichtig sind. Er begrüßt das innovative Konzept und empfiehlt dieses Buch als wichtiges Lehr- und Arbeitsbuch für Hebammen und andere Berufsgruppen. Für ihn ist dieses Buch ein Muss für jede anspruchsvolle Fachbibliothek, die sich mit dem Thema „Beckenboden und ganzheitliche Zusammenhänge" beschäftigt. Merci!

Auch Dr. Matthias Heiliger, ehemaliger Oberarzt des Luisen Hospitals Aachen und niedergelassener Gynäkologe, danke ich für die fachorientierte Durchsicht des Manuskriptes. Er motivierte und unterstützte mich mit seiner sachlichen Kritik. Aufgrund seiner eigenen innovativen Struktur sah er ebenfalls die Sinnhaftigkeit und Vorteile dieser neuen Art der Kursstruktur. Dankeschön!

Der letzte Arbeitsteil dieses Buches stand ganz im Zeichen der fotografischen Darstellungen für die Workouts. Zunächst bedanke ich mich aufs Herzlichste bei meiner Mutter, Gerda Dohmen. Durch ihre positive, lockere und motivierende Einstellung meisterte sie jede anstrengende und zeitraubende Gymnastikeinheit mit Bravour.

Heidi Krüger, die sich während der letzten Tage ihrer ersten Schwangerschaft für die Fotos aktivierte, zolle ich großen Respekt für ihre Arbeit. Es war wirklich nicht mehr einfach für sie, die darzustellenden Positionen so lange zu halten, bis das jeweilige Foto „im Kasten" war. Im September 2002 wurde ihr Sohn Niklas ohne Komplikationen geboren. Merci!

An dieser Stelle möchte ich noch einmal Jutta Rademann-Spreuer danken, denn sie half mir während der Fotoarbeiten, den Überblick zu behalten, korrigierte die Gymnastikdarstellungen mit und blieb bis zum Abschluss dieser Arbeit dabei. Wenige Stunden vorher erlitt sie einen Hörsturz. Trotzdem war sie bereit, für die Sache zu stehen!

Ohne Jürgen Ritterbach, unserem Fotografen, wären die schönen Fotos in diesem Buch nicht zustande gekommen. Ihm danke ich für seine Geduld, seine ruhige Ausstrahlung, seinem sensiblen Umgang mit den Frauen und dem Thema, sowie seinem professionellen Blick für das Wesentliche.

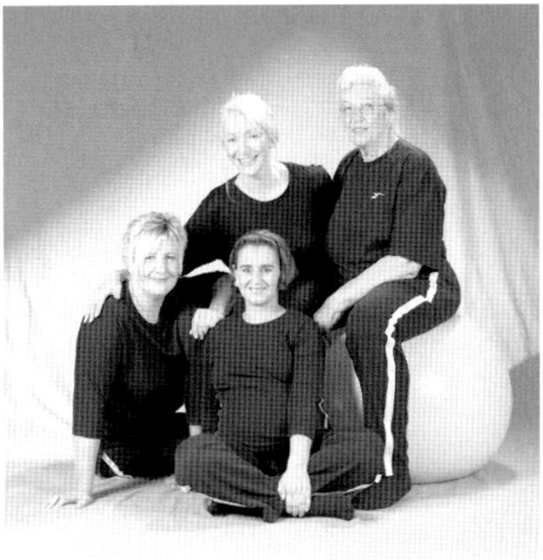

Das Team der Gymnastikfrauen:
Heike Hesterberg, Gerda Dohmen,
Jutta Rademann-Spreuer und Heidi Krüger
(von links oben nach rechts unten)

Von Seiten des Staude Verlages möchte ich der Buchlektorin und Verlegerin, Britta Zickfeldt, ganz herzlich für ihre Unterstützung und für ihr Engagement danken. Für mich war sie eine wichtige und lehrreiche „Sparringpartnerin" in der Projektstrukturierung und -betreuung, frisch und konstruktiv in der Kritik und flexibel für neue Anregungen. Ich fühlte mich „gut und wohl aufgehoben" bei ihr.

Auch bei Frau Schlicher, Sachbearbeiterin der GEMA München möchte ich mich bedanken für ihr Statement zum Thema GEMA-Gebühren. Sie sandte mir interessante Artikel zum Thema Musik und der Auswirkung auf den Menschen und beriet mich während der Telefonate kompetent. Außerdem durften wir ihren Originaltext zum Thema übernehmen.

Ohne die Kursteilnehmerinnen meiner eigenen Gymnastikangebote (Schwangeren-, Wochenbett- und Rückbildungsgymnastik und Beckenbodenarbeit) hätte ich mein neues Kurskonzept nicht entwickeln können. Durch das Beobachten der ganzheitlichen Entwicklungen und durch das Zuhören bezüglich ihrer Befindlichkeiten erhielt ich viele wichtige Informationen, die ich zur Konzeptentwicklung nutzen und umsetzen konnte. Danke sehr!

Last not least danke ich Hebammen, Physiotherapeutinnen, Sport-/ GymnastiktrainerInnen und SportlehrerInnen, die bisher meine sportiven Fort- und Weiterbildungen besucht haben. Viele von ihnen gaben mir entscheidende Impulse für die Weiterentwicklung meines Konzeptes und etliche motivierten mich, ein Buch zu veröffentlichen. Vielen Dank!

Vorwort

Beckenbodenschwäche ist ein weitreichendes Problem. Betroffene Menschen leiden mehr darunter, als allgemein vermutet. Dieses Thema tangiert nicht nur das ausschließlich organisch-medizinische Problem, sondern beinhaltet wie kaum ein anderes Krankheitsbild psychologische, soziale, partnerorientierte und sexuelle Dimensionen.

Das vorliegende Werk stellt sowohl Präventions- als auch Rehabilitationsangebote für die Zeit der Schwangerschaft, des Wochenbettes, der Rückbildung und bei konkreten Inkontinenz- und Senkungsbeschwerden vor. Somit umfasst das Buch alles Wissenswerte rund um den Beckenboden, seinen Schwächen und deren möglichen Aufbauempfehlungen.

Im Zentrum steht ein innovatives Konzept zur Gestaltung und Durchführung eines ganzheitlichen Kurs- und Selbsthilfeprogramms für Frauen mit Beckenbodenschwäche. Es gibt Kursleiterinnen professionelle medizinpädagogische sowie sport- und trainingswissenschaftlich orientierte Informationen an die Hand. Informationen, mit denen sie die Frauen in ihren Kursen zur aktiven Mithilfe und Mitarbeit an ihren eigenen Problemen motivieren können. Ein neuer Ansatz, der den Frauen eine Chance mehr bietet, ihr Problem in den Griff zu bekommen. Denn er bietet mehr als ausschließliche Gymnastik, die in vielen Fällen nicht das erreicht, was angestrebt wird.

Unterrichtskräfte werden mit diesem Konzept in die Lage versetzt, neben den Fähigkeiten „einer guten Vorturnerin" einen eigenen ganzheitlichen Hintergrund mitzubringen. Nur mit einer gewissen kopf- und herzmäßigen Reife, fundiertem Wissen, Sensitivität, Sensibilität, psychologischen Fähigkeiten und hoher Sozialkompetenz kann dieses Thema adäquat an betroffene Frauen vermittelt werden.

Einleitung

Das in diesem Buch vorgestellte Konzept der „Ganzheitlichen Beckenbodenschule & Beckenbodengymnastik" habe ich während meiner langjährigen Auseinandersetzung mit den Themen Senkung und Inkontinenz entwickelt.

Während der ersten Berufsjahre als Kreißsaalhebamme bot ich Geburtsvorbereitungskurse fast ohne Gymnastik an. Im Rahmen dieser Kurse kamen häufig Anfragen zur Inkontinenzprävention, die ich mit meinen damaligen „Ausbildungskenntnissen" nicht beantworten konnte. Entsprechende Literatur war für Hebammen zu Beginn der 80er Jahre kaum vorhanden.

Erst nachdem ich zu Beginn der 90er Jahre meine „Lehrer"- und Trainerinnenausbildungen absolviert hatte, traute ich mir die professionelle Planung und Durchführung von Rückbildungsgymnastikkursen zu. Ab dieser Zeit unterrichtete ich auch andere Frauen jeglichen Alters, die an meinen Wirbelsäulen-, Problemzonen- und Aerobickursen teilnahmen. Damit war ich in der Lage, nicht nur in den Schwangerschafts- und Rückbildungskursen, sondern in allen anderen Kursen zu beobachten, dass sehr viele Frauen aufgrund konkreter Descensus- und Inkontinenzbeschwerden bestimmte Sport- beziehungsweise Gymnastikarten nicht (mehr) durchführen konnten.

Mit der Berufskombination Hebamme, Gymnastiktrainerin und Lehrerin ließ sich rasch ein Frauenvertrauensverhältnis entwickeln - unabhängig vom Alter der Frauen. Durch den offenen Dialog wurde mir das gesamte Ausmaß des Problems bewusst, denn betroffene Frauen konfrontierten mich immer wieder mit konkreten Problem- und Fragestellungen bezüglich Descensus- und Inkontinenzlinderung. Mir wurde klar, dass die Prävention spätestens mit der ersten Schwangerschaft, besser jedoch bereits im Schulsport beginnen muss - und damit die Berufsgruppe der Hebammen prädestiniert ist, Frauen für dieses wichtige Thema zu sensibilisieren.

In der Mitte der 90er Jahre gab es zwar wesentlich mehr Literatur zu dem Thema Beckenbodengymnastik, aber es gab meines Wissens nach keine abgerundeten Konzepte. Ich wollte ein Konzept entwickeln, das die gesamte Lebenssituation jeder betroffenen Frau berücksichtigt, ob sie schwanger ist, ob sie sich in der Rückbildung befindet oder ob sie unabhängig von einer Geburt mit diesem Problem auf mich zukommt; ähnlich wie eine gute „Rückenschule".

Ich erkannte, dass die Frauen selber mitarbeiten müssen, um einen Behandlungserfolg zu erzielen. Aber was sollten sie neben der Gymnastik tun, welche zusätzlichen Informationen waren wichtig, welche Alternativen gab es darüber hinaus, in welcher Art sollten sie selber auf den Grund ihres Problems gelangen?

Ein umfassendes und effektives Kursangebot, die „Ganzheitliche Beckenbodenschule & Beckenbodengymnastik“ entstand. Ein „Schul-Konzept“ mit medizinpädagogischem Ansatz und Körperarbeitsprogrammen. Ein Konzept, welches das Problem- und Körpergefühl sensibilisiert, potenzielle oder definitive Beckenbodenprobleme angeht und mittel- bis langfristige Verhaltensänderungen im Alltag ermöglicht.

Der Konzeptvorschlag ist dynamisch und sicherlich werde ich das Angebot im Laufe der Jahre weiterentwickeln, um wichtige und nennenswerte Neuerungen unterbringen zu können.

Über Anregungen aus dem Kolleginnenkreis freue ich mich.

Heike Hesterberg
Matthias-Kesseler-Straße 3
D - 52388 Nörvenich

Die Beckenboden-problematik

Descensus und Inkontinenz in unserer Gesellschaft

Beckenbodenschwäche und die daraus resultierenden Erkrankungen sind immer Ausdruck eines Missverhältnisses zwischen Belastung und Belastbarkeit. Die Muskel- und Gewebsspannungen können so stark eingeschränkt sein, dass der natürliche Halt dieses Körperbereiches nicht mehr gewährleistet ist. Häufig auftretende Probleme bei Beckenbodenschwäche sind Descensuserscheinungen und Inkontinenzen, die in unserer Gesellschaft nicht zu unterschätzen sind.

Inkontinenz ist eine Erkrankung, die unter anderem durch die Steigerung unserer Lebenserwartung eine deutliche Dimension angenommen hat. Prospektiven Studien zufolge gibt es in der Bundesrepublik im Jahre 2030 um die 18 Millionen Menschen, die über 65 Jahre alt sind, 8 Millionen Menschen über 75 und mehr als 2 Millionen Menschen im Greisesalter. Und die Inkontinenzerscheinungen nehmen im Alter allgemein zu. 1950 gab es zum Beispiel ungefähr 20.000 Menschen in einem Alter von über 90 Jahren, heute sind es 200.000 Menschen, die dieses Alter erreichen. In der Mitte des 20. Jahrhunderts wurden primär Frauen nach zumeist mehreren Geburten wegen Inkontinenzproblemen behandelt. Heute sind es vermehrt ältere Menschen, die wegen diverser Inkontinenzprobleme behandelt werden.

In einer Arbeit von Priv.-Doz. Dr. Michael Probst kommt zum Ausdruck, dass die Prävalenz insgesamt bei 4 bis 5/1.000 liegt. Bei Menschen über 65 Jahren liegt sie bei 5 bis 10/1.000 und im psychiatrischen und geriatrischen Bereich bei ungefähr 30 Prozent.

Aufgrund der - vom Alter unabhängig wahrgenommenen - „Peinlichkeit" redet niemand gerne über die Beschwerden, so dass dieses Krankheitsvorkommen lediglich geschätzt werden kann. Die Dunkelziffer aller Inkontinenzen wird demzufolge doppelt so hoch eingeschätzt, wie die Zahl der behandelten Menschen.

Männer erkranken wesentlich seltener an einer Inkontinenz als Frauen. Gründe hierfür sind unter anderem, dass die Beckenknochenstatik bei Männern „kompakter" ist. Sie haben kleinere, innere Beckenmaße und eine eher eckige, beziehungsweise spitze Beckenform. Auch in der Anatomie der

Beckenbodenmuskulatur gibt es grundsätzliche Unterschiede. Zum einen bestehen anatomische Unterschiede im Diaphragma urogenitale und in der Schließmuskelschicht, zum anderen finden sich kräftigere Muskeln, das heißt eine dickere Muskelschicht und eine größere Anzahl an Muskelfasern. Aufgrund der geringen Menge an gewebsauflockernden Östrogenen bleibt das Beckenbodengewebe der Männer insgesamt stabiler und kräftiger.

Das Thema Inkontinenz ist also primär ein „Frauenproblem". Etwa 50 Prozent aller Frauen leiden mehr oder weniger an einer Inkontinenz. Ein Thema, das nicht wegzudiskutieren ist! Interessant ist darüber hinaus, dass dieses Phänomen nicht nur die „reiferen Jahrgänge" oder nur die, die schon Kinder geboren haben, trifft.

Ungefähr 17 Prozent der 20 bis 30jährigen und 30 bis 60 Prozent der über 60jährigen haben Beckenbodenprobleme. Aus dem bereits Gesagten lässt sich für jede Hebamme und weitere mit dem Beckenbodenthema arbeitende Unterrichtskraft Folgendes ableiten: Um negativen Beckenbodenentwicklungen aktiv entgegen zu wirken, sollte die Sensibilisierung zum potenziellen Problembereich Beckenboden und die Unterrichtsschwerpunkte der Descensus- und Inkontinenzprophylaxe bereits im Schulsport erfolgen. Spätestens mit dem Beginn einer Schwangerschaft können vor allem Hebammen während der Schwangerenvorsorge mit ihrer Beckenbodenarbeit in den Geburtsvorbereitungs- und Gymnastikkursen einem wichtigen Präventionsanspruch gerecht werden. Durch angebotene Kurse zur Beckenbodenprävention und Rehabilitation kann positive gesundheitspolitische Arbeit geleistet werden, die je nach Krankheitsbild einen Teil der immensen Kosten im Gesundheitswesen minimiert und die Frauen für ein wichtiges Thema sensibilisiert.

Häufig spürt oder befürchtet die betroffene Frau, dass sie ihren Urin, aber auch Blähungen und Stuhl verliert, ohne das Geringste dagegen unternehmen zu können. Der sehr häufig beschriebene diffuse Druck im Becken- und unteren Lendenwirbel- beziehungsweise Iliosacralbereich sowie ein allgemein starkes Druckgefühl „nach unten/außen" wird oft als unerträglich beschrieben.

Aufgrund eines schwach entwickelten oder stark traumatisierten Beckenbodens besteht häufig eine verminderte Orgasmusfähigkeit. Eine fatale Situation, die eine Frau in ihrer Lebensqualität stark einschränken kann. Vorab beschriebene Probleme führen auf der psychischen Ebene häufig zu Persönlichkeitsveränderungen. Sie wird sich gegebenenfalls zurückziehen und sich sozial isolieren. Der Partner wird sich (falls er überhaupt von der Erkrankung seiner Frau erfährt) eventuell wegen dieser Probleme von ihr distanzieren. Ein „Teufelskreis" setzt sich in Bewegung. Die möglichen psychosozialen und emotionalen Dimensionen, die ein schwach entwickelter Beckenboden auslösen kann, sind weitreichend.

„Wenn die Blase weint“

Unsicherheit, verlorene Selbstsicherheit; der Mensch kann sich selber nicht mehr annehmen, Verweigerung in jeder Art, Gefühl der „Einzigartigkeit“ dieses Krankheitsbildes

Rückzug und Isolation aus dem persönlichen und gesellschaftlichen Bereich

fehlendes/unzureichendes Forum (seltenst Selbsthilfegruppen oder effektive Kursangebote

mangelnde Zeit von Pflegepersonen und Ärzten (mangelhafte und/oder fehlende Aufklärung, Information und Hilfe)

Frustation, Depression und das Gefühl, sich nicht mehr wie eine „vollwertige“ Frau zu fühlen

Angst und Bedenken vor der „Offenbarung“

Hemmung vor diesem „Tabuthema“

Ekel und Scham

Abb. 1: Der Teufelskreis

Unbewusste Inkontinenzen

Es gibt viele Menschen, die sich nicht krank fühlen, trotzdem möglicherweise an einer Inkontinenz leiden. Unterrichtende, die sich bisher noch nicht intensiv mit der Materie auseinander gesetzt haben, möchte ich mit nachfolgenden Beispielen für dieses Thema sensibilisieren. Gegebenenfalls haben Sie diese Situationen selber schon einmal erlebt, jedoch noch nie unter dem Aspekt „Beckenbodenproblem“ betrachtet.

Gehen Sie in sich und spüren Sie nachfolgenden Situationen nach.

Beispiel 1:
Schauen Sie sich zum Beispiel während Ihrer aufbauenden Rückbildungsstunden in Ihren Gruppen um. Vielleicht fällt Ihnen auf, dass einige Frauen - je nach Trainingsintensität - den Raum verlassen oder die Übungen abbrechen.

Beispiel 2:
Auch Leistungs- und Wettkampfsportlerinnen haben häufiger Inkontinenzprobleme, als allgemein vermutet!

Beispiel 3:
Prüfungssituation: Es wurde eine Menge gelernt und gearbeitet, um ein heiß ersehntes Diplom in den Händen halten zu können. Der Prüfungstag beginnt, Sie sind unglaublich aufgeregt und Sie befinden sich wegen massiver Darm- oder Blasenprobleme permanent auf der Toilette.

Beispiel 4:
Nicht nur erwachsene Menschen, sondern auch viele Kinder und Jugendliche müssen sich schon mit einem Inkontinenzproblem „herumschämen". „Bettnässer" zum Beispiel sind allgemein bekannt und werden trotz ihres persönlichen Leidensdruckes häufig missverstanden und ausgelacht. Diese Situation ist besonders unangenehm, wenn die Häme in der Familie (Geschwisterkinder, Eltern) stattfindet, anstatt aufgefangen zu werden. Viele unwissende Eltern können nicht gut mit dieser Situation umgehen (vor allem, wenn die Kinder schon größer sind) und erhoffen durch Sanktionen und Bestrafungen, die das Problem eher verstärken, eine Besserung des Problems herbei.

Beispiel 5:
Von Institutionen und einzelnen Pflegepersonen, die sich mit älteren, pflegebedürftigen oder kranken und bettlägerigen Menschen auseinandersetzen, wird häufig eine Inkontinenz aus Zeitgründen billigend in Kauf genommen, obgleich der betreffende Mensch möglicherweise völlig kontinent ist!

Was haben Sie gespürt?

Sicherlich ist Ihnen die eine oder andere Situation bekannt vorgekommen. Nachfolgend einige Gedanken zu den einzelnen vorgestellten Beispielen:

Gedanken zum Beispiel 1: Die Ihnen auffallenden Frauen haben gegebenenfalls berechtigte Sorge, dass sich die Blase durch die Anstrengungen gegen ihren Willen entleert. Aufgrund dessen unterbrechen sie wahrscheinlich die Trainingseinheit.

Vielleicht fühlen auch Sie Ihren Blasendruck oder diffuse Beschwerden im Unterbauch, beziehungsweise „Druck nach unten", während Sie sich körperlich stark belasten. Vielleicht reduzieren auch Sie als Anleitende wegen eigener „Druckgefühle" das Tempo/die Intensität in Ihren Stunden. Vielleicht gehören auch Sie zum Kreis der Inkontinenten. Haben Sie schon einmal über Ihre eigene Beckenbodensituation nachgedacht?

Gedanken zum Beispiel 2: Leistungs- und Wettkampfsportlerinnen sind Frauen, von denen „man" eigentlich keine Inkontinenz erwartet. Zum einen kann ihre Inkontinenz an harten - und gegebenenfalls unfunktionellen - Trainingsbedingungen und Trainingsmethoden liegen. Zum anderen spielt neben der körperlichen Be- und/oder Überlastung auch der „Psychostress“ eine sehr große Rolle. Dieser Stress kann sich je nach Wettkampfqualität ins Extreme steigern.

Gedanken zum Beispiel 3: Wenn Sie möglicherweise selber Sportpräsentationen vorbereiten und durchführen, ist es vielleicht schon mal vorgekommen, dass Sie sich vor Aufregung fast in die Hose gemacht haben.

Der zeitlich limitierte Psychostress als „partielle Unterart“ der Inkontinenz hat glücklicherweise nichts mit der länger anhaltenden Erkrankung zu tun, wenn dieser Zustand ausschließlich während dieser Zeit auftritt.

Gedanken zum Beispiel 4: Mitunter haben Sie als Kind selber eine solche Situation erlebt und das Nachspüren ist Ihnen möglicherweise sehr unangenehm.

Die Inkontinenz eines Kindes ist das Weinen seiner Seele und der Spiegel seiner sozialen Umgebung. Inkontinenzen werden häufig dann bei Kindern beschrieben, wenn sie oder die ganze Familie sich in einer Krisensituation befinden. Beispiele hierfür sind: Angstsyndrome, auch vor den Eltern, Geschwisterkindern und/oder vor Schulkameraden, Nervositäts- und/oder Hyperaktivitätssyndrome („Habe vor lauter Action die Blase vergessen“ ...), soziale Anpassungsschwierigkeiten im Kindergarten oder in der Schule, Leistungs- und Leidensdruck in der Schule, gefährdete Versetzung, verbotene „Unartigkeiten“, Ehekrisen, Scheidungen, finanzielle, soziale oder Suchtprobleme in der Familie, Missbrauchereignisse. Die Inkontinenzursachen der vorab beschriebenen Beispiele sind demnach nicht im organischen Bereich zu suchen, sondern liegen zumeist in der oben beschriebenen psychischen Notlage des betroffenen Kindes. Dem Kind ist mehr mit einer Veränderung, beziehungsweise Beseitigung der umgebenden und belastenden Situation geholfen. Hierzu ist nicht nur das Kind sondern auch die Familienmitglieder, gegebenenfalls die Erziehungs- und Lehrkräfte gefordert. Weiterhin fördern verhaltens- und psychotherapeutische, aber auch entspannende Biofeedbackbehandlungen (siehe Medizintechnische Möglichkeiten) und ein kindgerechtes „kleines Blasentraining“ den Erfolg der Enuresistherapie.

Gedanken zum Beispiel 5: Das zuletzt dargestellte Beispiel kann schon beim Lesen Angstzustände auslösen, oder? Haben Sie schon einmal darüber nachgedacht, dass auch Sie in diese Situation kommen können? Nein? Dann tun Sie es und fühlen Sie diese Lage nach, obgleich das Hereinfühlen sehr unangenehm ist!

Glauben Sie, dass das Gefühl „einzunässen oder einzukoten“ angenehm ist?

Ob es der Würde eines erwachsenen Menschen entspricht, dauernd „gewickelt“ zu werden oder teilweise stundenlang mit urin- und/oder stuhlgefüllten Windeln herum zu laufen, zu sitzen oder zu liegen?

Ob die sich zwangsläufig entwickelnden Gerüche auf Dauer erträglich sind? Ob sich die häufig ergebenen hygienischen, psychischen und sozialen Probleme so einfach bewältigen lassen? Vermutlich nicht.

Wahrscheinliche Hintergründe für das „Anti-Kontinenz-Training“ in vielen Krankenhäusern, Pflegestationen, Seniorenheimen und oftmals zu Hause: Je nach körperlicher und geistiger Verfassung ist die Anwesenheit einer Pflegeperson pro Toilettengang erforderlich und diese Tätigkeit nimmt teilweise sehr viel Zeit und Kraft in Anspruch. Eine halbe Stunde ist für einen Toilettengang keine Seltenheit.

Wird die Zeit für diese Tätigkeit genutzt, dann wird's zumeist schon problematisch, denn folgende Situation steht dagegen: Das hiesige Gesundheitssystem ist auf dem Sparkurs, also auch auf dem „Personalsparkurs“. Für ältere und alte Menschen wird nicht so gerne investiert. Krankenkassen sind im allgemeinen eher bereit, einen regelmäßigen und überschaubaren Obolus für Einmalhilfsmittel zu zahlen, als für mehr „unberechenbares Personal“, gute Aufbauprogramme oder effektive medizintechnische Hilfsmittel. Für die zuständigen Entscheidungsträger ist die Heil- und Hilfsmittelzahlung „milchmädchengerechnet“ ökonomisch effizienter, da sie finanziell kalkulierbar, („so und so viel Windeln, Unterlagen und Katheter pro Monat“), „einfacher im Handling“ und drittens schneller „erledigt“ sind.

Hinweis: Die Versorgung mit Einmalhilfsmitteln (Windeln, Katheter und ähnliches) beträgt ungefähr eine halbe Milliarde Euro/Jahr in Deutschland, Tendenz steigend!

Die menschenunwürdigen Zustände des „Anti-Kontinenz-Trainings“ können Sie mit wachen Sinnen in sehr vielen Pflege- und Altersheimen beobachten und „erriechen“. Viel zu viele betroffene und zu pflegende Menschen bekommen keine Chance mehr, aus dieser furchtbaren Lage heraus zu kommen. Diese Menschen werden aufgrund fehlender Zeit und mangelnder „Maßnahmeneinsicht“ häufig entmündigt und in die Inkontinenz gedrängt.

Lässt „man“ diese Beispiele auf sich wirken, dann wird einem flau im Magen, denn jede/r möchte ein hohes Alter erreichen; nur nicht unter diesen Umständen!

Möglicherweise fällt Ihnen auf, dass es auch für Sie als „körperbewusster Mensch“ schwierig ist, bestimmte Inkontinenzformen für sich oder für die direkte Umgebung anzunehmen. Über dieses unangenehme Thema möchte „man“ sich eher keine Gedanken machen, erst recht nicht darüber reden und wenn es geht ganz weit von sich weg schieben. Wie mag es dann Menschen ergehen, die nicht so unbefangen mit dem eigenen Körper und mit den körperlichen, sowie psychischen Veränderungen umgehen können?

Beckenboden und Sexualität

Seit langer Zeit ist folgende Tatsache bekannt und wissenschaftlich belegt: Ein gut in seinen Funktionen arbeitender und muskelkräftiger Beckenboden trägt erheblich zur Steigerung der sexuellen Empfindung bei. Das heißt mit anderen Worten, dass Frauen durch ein gutes Trainingskonzept die Beckenbodenstabilität und möglicherweise auch die sexuelle Sensitivität entwickeln, beziehungsweise steigern können.

Helle Gotved schreibt beispielsweise in ihrem Buch „Beckenboden und Sexualität“ (Seite 63): „... Bei Untersuchungen des Pubococcygeus-Muskels, die von Graber und Graber vorgenommen wurden, hat es sich gezeigt, dass die Frauen niemals oder selten einen Orgasmus erlebt hatten, die die schlechteste Muskulatur besaßen. Diejenigen Frauen, die lediglich einen Klitoris-Orgasmus kannten, hatten eine bessere, wohingegen jene, die sowohl den Klitoris- als auch den Vaginal-Orgasmus erlebten, die beste Muskulatur aufwiesen. Diese Tatsachen sind sicher eine Überlegung wert ...“

Im Kapitel „Das Konzept: Ganzheitliche Beckenbodenschule und Beckenbodengymnastik“ (Seite 106) finden Sie Denkanstöße bezüglich der Integration des Themas Sexualität und Beckenboden in den Unterricht. Die psychologische Dimension und die persönliche Motivation der Frauen zur Kursteilnahme sollten zunächst hinterfragt werden. Das Thema Sexualität ist bei den Frauen, die sich entschlossen haben, ihr Beckenbodenproblem anzugehen, nicht immer vorrangig.

Um ein ausgeprägteres Problembewusstsein zu entwickeln, bedarf es viel mehr seriöser Öffentlichkeitsarbeit, damit betroffene Frauen wahrnehmen können, dass sie nicht alleine dastehen, dass diese Krankheit nicht schlimmer oder anstößiger als beispielsweise ein Diabetes mellitus ist und dass sie selber viel zur Verbesserung ihres Zustandes beitragen können.

Um so viele Frauen wie möglich für dieses Thema zu sensibilisieren, sollte nicht nur der rehabilitative sondern besonders der präventive Aspekt der „Beckenbodenschule“ und Beckenbodengymnastik in der Kursausschreibung herausgearbeitet werden. Ich persönlich plädiere für eine zielgruppenangepasste „Beckenbodenschule“, die eigentlich schon Bestandteil des Schulsportes sein müsste.

Mit diesem Plädoyer stehe ich nicht alleine. Die oben bereits erwähnte bekannte und erfolgreich arbeitende dänische Gymnastiklehrerin Helle

Gotved hat sich zum Beispiel schon vor mehr als 20 Jahren international für die Integration dieses Unterrichtsfaches in Schulen stark gemacht. Sie war meines Wissens nach die erste oder eine der ersten, die sich auf publizistischem Weg seriös und frauenorientiert mit der Verbindung Beckenbodenkraft, Inkontinenzschutz und Sexualität auseinander gesetzt hat.

Das Problem angehen

Viele Frauen leiden unter ihrem Beckenbodenproblem, viel zu wenige tun etwas dagegen. Was hält Frauen eigentlich davon ab, ihr Beckenbodenproblem anzugehen?

1. Möglichkeit: Oberflächliche und falsch dargestellte Informationen
Trotz der einerseits stark ausgeprägten sozialpsychologischen, medizinischen und sexuellen „Offenbarungssucht“ (Realityshows, Talkshows) fehlt dem Thema Senkung und Inkontinenz immer noch ein angemessenes und seriöses Forum in unserer Gesellschaft. „Die Gesellschaft“ möchte alles mögliche über Sex, Schwangerschaft, Geburt und deren Probleme wissen. „Die Medien“ reagieren auf diese Bedürfnisse häufig mit „aufgeblasenen“, inhaltlich und sachlich oberflächlichen, unseriösen Angeboten in Form von schlecht ausgearbeiteten „Sexercises“ oder „Tigertraining“. Das Informationsangebot ist zwar riesengroß, zumeist jedoch ziemlich flach. Folge: Viele Frauen werden durch diese „Angebote“ animiert, sind nach dem Konsum jedoch verunsichert, irritiert und wissen oftmals nicht, was sie mit diesen Informationen anfangen sollen.

2. Möglichkeit: Fehlende Zeit der Fachleute und fehlendes Gruppenforum
Viele Frauen haben ein großes Problem und wissen - trotz der angeblich aufklärenden Medien - oftmals nicht, an wem sie sich orientieren und wie sie das Problem ihrer Gynäkologin oder Urologin schildern sollen. Wenn sie sich endlich trauen, fehlt den Fachärztinnen oftmals die Zeit für eine ausführliche Aufklärung und Beratung. Viele betroffene Frauen erzählten mir, dass etliche FrauenärztInnen sie zügig zur UrologIn überwiesen oder recht früh zur (oftmals erfolglosen) OP ins Krankenhaus schickten. Sie wurden von ihren GynäkologInnen kaum oder überhaupt nicht über weitere therapeutische Konzepte und Unterstützungsmöglichkeiten (zum Beispiel Beckenbodengymnastik, alternative Medizin, Elektrotherapie) informiert. Häufig wurden halbherzig Rezepte für PhysiotherapeutInnen zur Beckenbodengymnastik ausgestellt.

Zum Thema Physiotherapieausbildung eine kleine Information am Rande: Aufgrund eigener Erfahrung als Lehrerin an einer Physiotherapieschule ist mir bekannt, dass die Stundenanzahl in der Physiotherapieausbildung für den Themenkreis Schwangerschaft, Geburt, Rückbildung und Beckenbodenerkrankungen einen verschwindend geringen Teil in der Gesamtausbildung einnimmt. Demnach ist nicht allein die Berufsbezeichnung PhysiotherapeutIn ein Qualitätsmerkmal und Garant für eine gute Therapie. PhysiotherapeutInnen müssen sich bei Interesse zum Thema nach der Ausbildung zunächst einmal spezialisieren und eigene Konzepte entwickeln, um eine gute Beckenbodenarbeit anbieten zu können. Zum Thema Hebammenausbildung: In Hebammenschulen obliegt die Stundenvergabe für den gesamten Gymnastikunterricht den jeweils verantwortlichen Lehrerinnen für das Hebammenwesen. Auch hier reicht die Stundenanzahl meines Erachtens bei weitem nicht aus. Durch die berufsbezogene Fokussierung einer Hebamme ist bei ihr jedoch von Anfang an mit einer wesentlich sensibleren Themenauseinandersetzung zu rechnen.

Frauen benötigen Zeit, Aufklärung, Beratung und Anleitung, um ihr Leben mittel- bis langfristig beckenbodengerecht einzustellen. Apropos Fachfrauen: Warum erkennen Ärztinnen, Krankenkassen und die Bevölkerung immer noch nicht, dass vor allem Hebammen zu den Fachfrauen für den Bereich des Beckenbodens gehören?

3. Möglichkeit: Mangelndes Problembewusstsein
Viele Frauen nehmen ihren Körper - aus welchem Grund auch immer - bewusst oder unbewusst kaum wahr oder interessieren sich nicht so ausgeprägt für ihn. Und so passiert es, dass sich viele von ihnen erst dann auf den Weg zur Diagnostikerin machen, wenn „gar nichts mehr geht" und sie keine andere Möglichkeit mehr für sich sehen. Weiterhin gibt es Frauen, die diese Art der Erkrankung als eine Art „Schicksal" hinnehmen und das Problem weder gymnastisch, noch medizinisch angehen. Möglicherweise befinden sich in ihrem Bekanntenkreis wieder etliche Frauen, die nichts gegen dieses Problem unternehmen. Aus diesem Grund gehen sie unter Umständen davon aus, dass „so etwas einfach so sein muss" und ziehen eine weitere frische Vorlage einem Arztbesuch vor.

In solchen Fällen haben Diagnostikerinnen und Anleitende oftmals große Probleme, die Frauen von der Notwendigkeit der zur Verfügung stehenden Möglichkeiten und Maßnahmen zu überzeugen.

Anatomie und Physiologie des Beckenbodens

Die Beschreibung der anatomischen, physiologischen und funktionellen Gegebenheiten des Beckenbodens ist bewusst kurz gehalten, da vermutlich die meisten Leserinnen und Leser mit der Materie vertraut sind. Die kurze Abhandlung ist als kleine Auffrischung gedacht.

Das Dreischichtsystem des Beckenbodens

Der Beckenboden - unsere körperliche „Mitte" - schließt den Körper mit seinen Muskel-, Band-, Faszien- und Bindegewebsanteilen nach unten/außen ab. Seine Funktionen sind das Heben, das Tragen, das Öffnen, das Schließen, das Ausscheiden und das Zurückhalten. Er besteht aus einer dreischichtigen aufeinander liegenden Muskelplatte und besitzt mehrere gegenläufige und komplexe Funktionen, die er zu bewältigen hat.

Die aufeinander liegenden Beckenbodenschichten entsprechen in etwa der Form aufeinander liegender Dachziegel, die das Dach aufgrund ihrer Anordnung völlig abschließen. Es werden drei Schichten unterschieden:

Bezeichnung	Beteiligte Muskeln
Diaphragma pelvis Tiefste Beckenbodenschicht	**A. M. levator ani, unterteilt in** Mm. puborectales Mm. pubococcygei Mm. Iliococcygei **B. Mm. coccygeus**
Diaphragma urogenitale Mittlere Beckenbodenschicht	**A. M. transversus perinei profundus** **B. M. transversus perinei superficialis**
Äußere Schließmuskelschicht	**A. M. bulbospongiosus** **B. M. sphincter ani externus** **C. M. ischiocavernosus**

Die gesamte Muskelschicht ist ungefähr drei Zentimeter dick. Unter der Geburt wird diese Muskelschicht auf zehn bis zwölf Zentimeter in die Länge und bis an den Rand der knöchernen Beckenanteile seitlich auseinander gezogen. Möglich wird das durch schwangerschafts- und hormonell bedingte Gewebsauflockerungen.

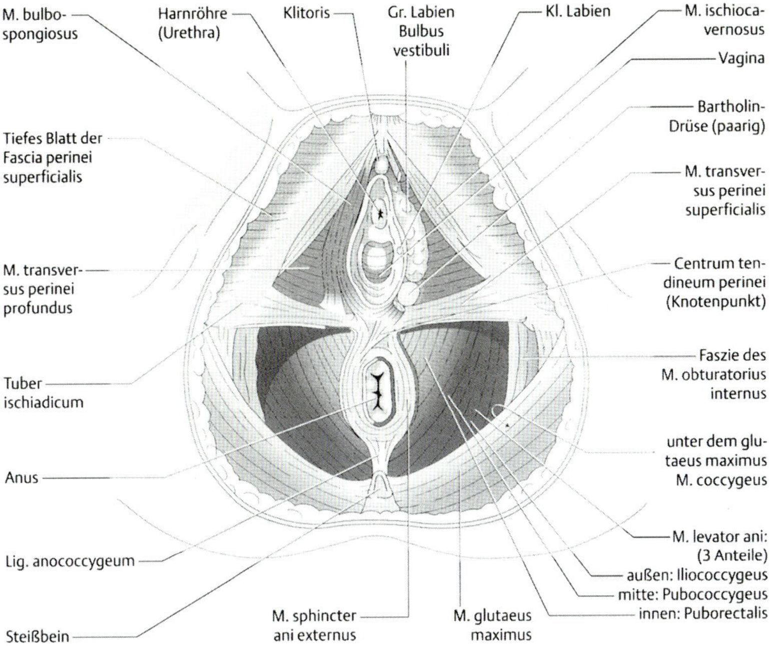

Abb. 2: Der Beckenboden
Quelle: Heller, Angela, „Geburtsvorbereitung Methode Menne-Heller“, Thieme Verlag 1998, Seite 32

Die drei Beckenbodenschichten bestehen aus quer- und längsverlaufenden Muskelfasern, sind zumeist aus „Slow-twitch-Fasern“ (vor allem im Diaphragma pelvis) zusammengesetzt und durch Bindegewebe sowie Faszien miteinander verbunden. Die „Slow-twitch-Fasern“ ermöglichen durch ihr langsames Zusammenziehen (Zucken) eine permanente, fast unermüdliche Kontraktionsfähigkeit, welche die Haltefunktion des Beckenbodens sicherstellt. Im Vergleich hierzu könnten die ausschließlich querverlaufenden „Fast-twitch-Fasern“ des Skelettes, welche sich phasisch schnell und effektiv kontrahieren, diese anhaltende Haltearbeit nicht leisten.

Diaphragma pelvis

Diese Schicht ist die innerste und am tiefsten im knöchernen Becken liegende Schicht. Sie ist der eigentliche Träger der inneren Organe, also auch Träger von Blase, Scheide, Uterus und Rektum. Sie besteht aus einer querverlaufenden Muskelschicht und übernimmt den kontraktilen Teil des Beckenbodens. In der Mitte lässt sie einen Spalt für die Harnröhre, die Scheide und das Rektum frei. Dieser Spalt wird als „Levatorenspalt“ bezeichnet. Hier ist eine Längsausrichtung der Muskelfasern zu erkennen.

Der M. levator ani besteht aus drei Muskelanteilen und stellt den Hauptmuskel des Diaphragma pelvis dar. Er verläuft mit seinen Anteilen paarig um die medianen Öffnungen von Harnleiter, Scheide und Darmausgang und entspringt halbkreisförmig der Symphyseninnenseite. Den ersten Anteil bildet der Mm. puborectales mit Rektumumschlingung, die geburtsbedingt häufig Probleme verursacht (Fasern, die in die Vaginalschleimhaut ziehen, werden als M. pubovaginalis bezeichnet). Den zweiten Anteil bilden die Mm. pubococcyygei. Sie bilden die „Muldenform“ des Beckenbodenaussehens und stehen als breiter Gurt von der Symphyse bis zum Rektum in enger Beziehung zum Rektum. Die Mm. iliococcygei ergänzen „nach außen hin“ den muldenförmigen Beckenboden und verbinden sich zwischen Steißbein und Rektum verstärkend mit der „Levatorenplatte“.

Der Mm. coccygeus hat sich evolutionär bedingt vom M. levator abgegrenzt. Seine eigentliche Funktion war „das Schwanzwedeln“. Er umfasst das Rektum und vervollständigt die innere Beckenbodenmulde.

Mit den Mm. piriformis bildet das Diaphragma pelvis den eigentlichen Geburtskanal. Insgesamt besitzt dieses System sowohl Halte- als auch Öffnungsfunktionen.

Diaphragma urogenitale

Das Diaphragma urogenitale bildet die mittlere Schicht des Beckenbodens. Sie kann mit einem dreieckigen Segel verglichen werden, das sich zwischen den Sitzbeinhöckern und der Symphysenhinterwand ausspannt. Es bedeckt vor allem den Bereich, den der M. levator ani als „Levatorenspalt“ freilässt und verfügt über die drei funktionellen Öffnungen für Harnröhre, Scheide und Rektum. Auch dieser mittlere Muskelabschnitt ist in verschiedene Einzelbereiche unterteilt. Die Muskelfaserrichtung ist quer angeordnet.

Der M. transversus perinei profundus ist der mit elastisch kollagenen Fasern paarig angelegte Hauptmuskel. Er hat drei Anteile. Der vordere Anteil umgibt u-förmig die Harnröhre. Der mittlere und hintere Anteil verbindet die Harnröhre und Scheide mit dem Scham- und Sitzbein. Der Ursprung ist am Sitzbein.

Der M. transversus perinei superficialis ist der schwächere der beiden Muskeln und bildet die hintere „Kante“, füllt den oberflächlichen Dammbereich aus und läuft mit seinen Bindegewebsanteilen in das Centrum tendineum (Dammbereich). Häufig wird er in der Literatur der äußeren Schließmuskelschicht zugeordnet.

Äußere Schließmuskelschicht

Die äußere Schließmuskelschicht ist durch Auflage der Hand bei Anspannung sehr gut zu fühlen. Sie ist gerade, quer und schräg angeordnet und gleicht dem Aussehen nach einer „Armbrust". Da dieser Muskelbereich große Stütz- und Tragearbeit zu verrichten hat, vergleiche ich ihn mit einem „Fachwerk", welches dahinterliegende Lasten zu tragen und zu stabilisieren hat.

Diese starke und hauptsächliche Muskelschicht zieht sich wie ein „Gürtel" oder wie ein„Gummiband" von der Hinterseite der Symphyse bis zur Steißbeinspitze. Sie ist für die Lage des Genitales, des Anus und letztlich auch für die Geburt sehr wichtig. Auch hier finden sich wieder drei Einzelmuskeln.

Der M. bulbospongiosus beginnt hinter der Symphyse, verläuft zunächst unterhalb der Schamlippen, begrenzt den Scheideneingang, geht vom Centrum tendineum in den Dammbereich und abschließend in den M. sphincter ani externus über. Das Ligamentum anoccygeum verbindet ihn mit der Steißbeinspitze. Er ist unter anderem für die Verengung der Scheide zuständig und sieht aus wie eine „Acht".

Der M. sphincter ani externus schließt den Enddarm ab (äußerer und innerer Sphincter), steht durch den Dammbereich mit dem Beckenboden in Verbindung und ist über das Ligamentum anoccygeum am Steißbein fixiert.

Der M. ischiocavernosus ist seitlich paarig an der äußeren Beckenbodenschicht angelegt und komprimiert und erigiert den Klitorisschwellkörper.

Die Mitte der so genannten „Acht" (M. bulbospongiosus) wird als Centrum tendineum perinei bezeichnet und beinhaltet muskuläre und bindegewebige Faserstrukturen, wie auch Sehnen- und Faszienanteile sämtlicher Beckenbodenbereiche. Hier sind auch die Bindegewebshüllen von Harnröhre, Scheide und Anus eingelagert.

Der funktionelle „Kooperationsverbund"

Der Beckenbodenbereich darf nicht isoliert, sondern muss in der Gesamtheit seiner funktionell-ganzheitlichen Abläufe betrachtet werden. Sein oberer „Kooperationspartner" ist das Diaphragma pulmonale, das „obere Zwerchfell", welches den oberen Thoraxbereich vor den darunter liegenden Organen schützt und abschließt. Die höher liegenden „Kooperationspartner" des Beckenbodens sind Zunge, Glottis, und der Kehlkopf. Die tiefer liegenden Partner sind die „Vergurtungssysteme" der schräg, gerade und längs verlaufenden Bauchmuskeln sowie die durch das Becken laufenden Mm. piriformis, Mm. obturatorius internus und weitere Beckenmuskeln und Bandstrukturen.

An- und abgrenzende Wandungen wie die Beckenknochen, die Wirbelsäule und der Rippenbereich werden im weitesten Sinne mit hinzugenommen und gesamt als „Rumpfkapsel“ beschrieben. Die funktionell arbeitende „Rumpfkapsel“ unterhalb des Zwerchfelles setzt sich zusammen aus:
- Rippenbereich
- Vergurtungssystem der gesamten Bauchmuskulatur
- Beckenknochen und Wirbelsäule
- Beckenboden.

Synergisten des Beckenbodens

Es existieren noch weitere Kooperationsverbände des Beckenbodens. Muskuläre Synergisten lassen sich in die einteilen, die jeweils den vorderen oder hinteren Beckenboden mitaktivieren.

Der vordere Beckenboden (blasen- und scheidenumgebender Bereich) wird von den Oberschenkeladduktoren, den unteren Anteilen der geraden Rectusmuskeln und den darauf liegenden Mm. pyramidalis (rudimentäre Muskelläppchen) unterstützt.

Der hintere Beckenbodenbereich (Schließmuskel des Darmes) erfährt seine muskuläre Unterstützung von den Oberschenkelabduktoren, den Oberschenkelhinterseiten und von der Gesäßmuskulatur.

Aktivierung der Bauchmuskelketten

Wenn die Frauen eine gute Beckenbodenwahrnehmung und Stabilisierungsfähigkeit entwickelt haben, können die Bauchmuskelketten zusätzlich über die Hand- und Armposition aktiviert werden. Dazu sollen die Frauen während der Beckenbodenübung die Hände zu Fäusten ballen, diese in Supinationsstellung bringen, das heißt die Fäuste nach innen drehen, Ellbogen anwinkeln und Oberarme an die „Flanken“ ziehen.

Atmung

Bei bestimmten Atemübungen und Beckenbodenwahrnehmungen kann jede Frau die Kooperation des „oberen“ mit dem „unteren Zwerchfell“ (Beckenboden) spüren. Wichtigster Teil der ersten Beckenbodenstunden ist deshalb immer die Atemschulung bei gleichzeitiger Beckenbodenwahrnehmung. Um den Frauen den Synergismus zwischen diesen zwei „Zwerchfellen“ bewusst zu machen, spreche ich in diesem Zusammenhang von der „Beckenbodenatmung“.

Beckenbodenatmung

Mit der „Beckenbodenatmung" können die synergetischen Zusammenhänge des Zwerchfells und des Beckenbodens sensibel erspürt werden.

Einatmung:
Das Zwerchfell spannt und schiebt sich - auch durch die Lungenverdrängung - in Richtung Becken und erhöht somit den Druck auf die darunter liegenden Organe. Die Organe schieben sich in Richtung „unten/außen", folglich auch in Richtung Beckenboden.

Der entspannte Beckenboden gibt diesem Druck von oben nach unten nach. Frauen spüren zumeist einen leichten Druck und ein weiches/leichtes Auseinanderweichen der Labien.

Ausatmung:
Die Lungen entleeren sich, das Zwerchfell entspannt sich und gelangt in die erhöhte Ausgangsposition zurück. Die Druckverminderung lässt die darunter liegenden Organe wieder in ihre leicht erhöhte Ausgangsposition. Somit nehmen die Organe dem Beckenboden den Druck von oben.

Der entspannte Beckenbodenbereich zieht sich wieder ins Becken zurück, das Druckgefühl lässt nach und die Labien gelangen wieder in ihre ursprüngliche Position zurück.

Folgen wir der Logik, dann liegt es auf der Hand, dass wir diesen funktionellen Synergismen unbedingt Beachtung schenken sollten. Das heißt: Wenn wir körpergerecht arbeiten möchten, sollten wir während der Gymnastik die funktionell „richtige" Atemtechnik anleiten, um den Beckenboden nicht gegen seine natürlichen Bewegungen zu manipulieren. Alles andere ist unfunktionell und uneffektiv.

Folgende Atemtechnik möchte ich für die Beckenbodengymnastik empfehlen:

Mit dem Einatmen: entspannen
Mit dem Ausatmen: anspannen

Sollte es ausgeprägte Probleme mit dieser Atemtechnik geben und die Frauen anfänglich nicht in der Lage sein, diese Atmung anzuwenden, dann leiten Sie bitte eine regelmäßige und leichte Atmung an.

Achten Sie darauf, dass keine „Pressatmung" durchgeführt wird!

Reflexzonen des Beckenbodens

Neben den bisher beschriebenen Kooperationspartnern sollte auch die zusätzliche Arbeit mit den Reflexzonen berücksichtigt werden. Es ist nachgewiesen, dass die Effizienz der Übungen durch die Aktivierung der Beckenbodenreflexzonen gesteigert werden kann. Die Natur hat viele reflektorische Unterstützungsmechanismen eingebaut, um den Beckenboden zu schützen. Es wäre schade, diese während des Trainings nicht zu aktivieren.

Stirn- und Augenbereich:	Aktivierung des vorderen Beckenbodens (Blasen- und scheidenumgebende Muskulatur)
Kiefergelenke und Glottis:	Aktivierung des „mittleren" Beckenbodenbereiches
„Sitz des BH-Verschlusses" (Brustwirbelsäulenmitte):	Aktivierung des hinteren Beckenbodens (Schließmuskelbereich)

Das bedeutet, dass ein „verkniffenes Gesicht" (starke Stirnspannung, fester Zahnaufbiss und eine in den Gaumen gepresste Zunge sowie angespannte Glottis) und eine feste Anspannung im Brustwirbelbereich (das heißt gerade Haltung) eine Verbesserung Ihrer Beckenbodenanleitungen garantieren. Umkehrschluss: Eine entspannte Stirn, ein entspannter und weich geöffneter Mund mit weich im Unterkiefer liegender Zunge und eine entspannte Rückenhaltung optimieren die Beckenbodenentspannung.

Töne

Töne verursachen eine Glottisbewegung, die sich gleichfalls auf die Spannung im Beckenboden auswirkt.

Kehlige, schrille, kreischende Töne: Beispiel: schreien oder „IIIIII"	Glottisverschluss Folge: Beckenbodenverschluss
Dunkle, weiche Töne: Beispiel: „aaah" oder „ooh"	Geöffnete Glottis Folge: Beckenbodenentspannung
Harte, abgehackte Buchstaben: Beispiel: T,K,P	Stimulierung des oberen, pulmonalen Zwerchfells Folge: reflektorische Stimulation des Beckenbodens

Die Krankheitsbilder

Descensusformen

Die Descensusformen zählen zu den Beckenbodenschwächen, obgleich nicht immer gesagt werden kann, dass ein Descensus für eine Inkontinenz verantwortlich sein muss. Ich habe von Frauen gehört, die gerade wegen ihrer ausgeprägten Gebärmuttersenkung keine Inkontinenzprobleme hatten. In diesen Fällen verschloss die Gebärmutter mehr oder weniger den Blasenhals. Andererseits kenne ich Frauen, die trotz guter Organposition an starken Inkontinenzerscheinungen leiden.

Die Descensusformen werden neben dem Descensus post partum in vier unterschiedliche Schweregrade eingeteilt: Descensus uteri, Descensus uteri et vaginae, partieller oder totaler Prolaps. Durch eine zunehmende Insuffizienz des Band- und Muskelapparates kann das gesamte Urogenitalsystem absinken. Entweder senken sich die Organe isoliert oder gemeinschaftlich ab. Sinngemäßes Zitat von Helle Gotved: „Alle sitzen im gleichen Boot und erleiden einen gemeinschaftlichen Schiffbruch".

Als Hebamme spreche ich in der Geburtsvorbereitung sehr knapp und allgemein über mögliche negative Auswirkungen eines schwach entwickelten Beckenbodens. Lange Vorträge interessieren die allerwenigsten werdenden Mütter, da schwangere Frauen auf die bevorstehende Geburt und das Kind, und nicht auf ein Beckenbodenproblem fokussiert sind. In dieser Zeit lege ich jedoch Wert auf die feine Sensibilisierung der einzelnen Beckenbodenbereiche und auf das Erlernen der Muskelentspannung. Durch das Erlernen des Entspannens und Öffnens möchte ich der Mutter und dem zu erwartenden Baby einerseits die schwere Geburtsarbeit erleichtern. Zum anderen transportiere ich die Information, dass nur eine ausreichend entspannungsfähige Muskulatur die Fähigkeit besitzt, sich im Wochenbett und in der Rückbildungszeit wieder aufzubauen.

Im Wochenbett erarbeite ich die Beckenbodenwahrnehmung ein weiteres Mal, da mir viele Frauen sagen, dass das Beckenbodengefühl post partum ein völlig anderes ist. Ich erzähle von möglichen Descensusformen, zeige Grafiken, selbstgemalte Bilder und erläutere die Möglichkeit der Inkontinenzentwicklung.

Zu Beginn der Rückbildungsgymnastik halte ich mithilfe von Originalfotos, wissenschaftlichen Erkenntnissen und der Darstellung begrenzter chirurgischer Möglichkeiten einen kurzen Vortrag über bisher eher vorsichtig angesprochene potenzielle Beckenbodenproblematiken. Spätestens hier „fällt auch bei vielen Frauen der Groschen". Frauen, die bisher wenig, beziehungsweise gar nichts über mögliche Veränderungen gehört haben oder diejenigen, die schon das eine oder andere Symptom an sich selber bemerkt haben, benötigen ab diesem Zeitpunkt kaum noch oder keine zusätzliche Motivation zur Selbsthilfe und Mitarbeit.

Descensus post partum

Ein Descensus post partum ist eine physiologische Erscheinung im Wochenbett und stellt kein wirkliches Krankheitsbild dar, insofern er sich innerhalb der Wochenbettzeit zurückbildet. Verantwortlich für den Descensus post partum sind:
- die hormonelle Situation
- das über Monate aufgebaute Gewicht der Frucht
- die Traumatisierung sowie Überdehnung des Muskel-, Band- und Faszienapparates während der Geburt.

Hilfreich ist die Rückbildungsunterstützung und Stabilisierung durch frühe Wochenbettgymnastik mit Elementen der Atemschule, leichten Bauchmassagen, Beckenbodenwahrnehmungsübungen sowie leichten Beckenbodenübungen, sobald dieser Bereich nicht mehr schmerzt (siehe hierzu Workoutbook, Grundkurs: 1. bis 3. praktische Stundeneinheit).

Bei ausgeprägten Gewebsverletzungen, nach mehreren Geburten und bei schwachem Bindegewebe kann sich der Rückbildungsvorgang des Descensus uteri post partum jedoch verzögern, beziehungsweise gar nicht komplett abgeschlossen werden. Senkungen sind im Wochenbett teilweise so stark ausgeprägt, dass der Muttermund oder ein Teil des Uterus zwischen den Labien sichtbar ist. Hier sollten die Beckenbodenübungen in Rückenlage zunächst immer in erhöhter Beckenhaltung, zum Beispiel mit einem Keilkissen erhöht, angeleitet oder in beckenbodenentlastender Knie-Fußstellung durchgeführt werden, um dem Gewebe den „Druck von oben" zu nehmen.

Wird der Beckenboden post partum nicht ausreichend durch Wahrnehmungsübungen und Wochenbettgymnastik gekräftigt, stellt sich häufig schon nach der ersten Schwangerschaft eine Gebärmutter- und/oder Blasensenkung ein. Durch starke Traumatisierung oder durch fehlendes oder unzureichendes Training zwischen den Schwangerschaften ist ein Aufbautraining nach der zweiten Geburt oftmals nicht mehr so effektiv, wie es sein sollte und der Descensus manifestiert sich. Sämtliche Beckenbodenmuskeln und Synergisten können aus der Balance geraten. Eine spätere gymnastische Korrektur ist unter Umständen kaum noch effektiv.

Descensus uteri

Der Uterus sinkt in die Vagina hinab und drückt sich „nach unten" in Richtung Beckenausgang. Dadurch kann die Urethra leicht „einknicken".

Diese Abknickung verursacht eine Winkelverschiebung zwischen Blase und Blasenhals. Diese unphysiologische Entwicklung kann schon eine Harninkontinenz, jedoch auch diffuse Becken- und Rückenbeschwerden, auslösen. Gezielte Beckenbodengymnastik während der Schwangerschaft, im Wochenbett und in der Rückbildungszeit kann das Becken und das haltende Gewebe stabilisieren und sowohl die Harninkontinenz als auch die diffusen Becken- und Rückenschmerzen lindern beziehungsweise beseitigen.

An der Krankheitsform des Descensus uteri leiden meines Erachtens sehr viele Frauen. Ungefähr 60 Prozent der von mir befragten Frauen, die schon ein Kind geboren haben, verspüren die vorab beschriebenen Symptome. Die weitere Descensusentwicklung ist die Ausprägung des Descensus uteri et vaginae.

Descensus uteri et vaginae

Durch den Uterusdruck senkt sich auch die Vagina nach „unten/außen", die Portio befindet sich in der Beckenausgangsebene. In diesen Fällen liegt oftmals schon eine Blasenbeteiligung in Form einer Zystocele vor. Bei ganz schwach entwickeltem Beckenboden wölbt sich auch der Darm ins Vaginallumen (Rectocele).

Oben beschriebene Beschwerdebilder können verstärkt empfunden werden und Darmentleerungsprobleme können sich aufgrund der veränderten Darmampulle entwickeln. Nicht selten liegt eine Schwäche des Sphincter ani externus und Sphincter ani internus vor.

Den Descensus uteri et vaginae beobachte ich häufig bei Frauen mit allgemein weicher, oft kaum pigmentierter, weißer Haut, schwachem Bindegewebe, schwachem Beckenbodengewebe, mit starken Tendenzen zu Krampfadern und Hämorrhoiden sowie nach mehreren und/oder traumatisierenden Geburten. Als freiberufliche Hebamme bin ich während meiner Hausbesuche im Wochenbett sehr darauf bedacht, dass ich vor allem diese Frauen besonders intensiv über die Wichtigkeit der Beckenbodengymnastik aufkläre, sie berate und ihnen ein umfassendes Beckenbodenprogramm bis zum Beginn der Rückbildungsgymnastik an die Hand gebe. Ähnlich berate ich auch Frauen, die unabhängig von einer Schwangerschaft an dieser Inkontinenzform leiden.

Leider reicht die Gymnastik und Beckenbodenschule bei einem Descensus uteri et vaginae oftmals nicht mehr aus. Der weitere Schritt ist hier die Empfehlung zur zusätzlichen elektrotherapeutischen Unterstützung durch Biofeedback- und Muskelstimulationsverfahren (siehe hierzu Kapitel Medizintechnik und Heilhilfsmittel).

Partieller Uterusprolaps

Die Portio wölbt sich bei Druck durch die Frau (körperliche Anstrengung) aus der Vulva heraus.

Totaler Uterusprolaps

Der gesamte Uteruskorpus wölbt sich ohne körperliche Anstrengung mit einer mehr oder weniger starken Umstülpung der Vagina aus ihr heraus. Die Inversio der vorderen Vaginalwand ist häufiger als die der hinteren. Dauerhaft überdehnte Haut kann Ulzerationen („Dehnungsgeschwüre") hervorrufen.

Der partielle und totale Uterusprolaps ist weder mit dem angebotenen Beckenbodenschulkonzept noch mit zusätzlicher Muskelstimulation behandelbar. Die Frauen, die diese Körperveränderungen bisher zugelassen haben, können nur noch operativ behandelt werden. Postoperativ ist jedoch die disziplinierte Beckenbodenarbeit das A und O für den „Operationserfolg" und die wiederhergestellte Stabilität dieses Gewebebereiches. Spätestens zu dieser Zeit muss die betroffene Frau begreifen, dass sie ihre Gesundheit nicht mehr anderen Leuten, beziehungsweise dem chirurgischen Skalpell überlassen kann, sondern selber dafür zu arbeiten hat.

Inkontinenzformen

Harninkontinenz

Inkontinenzproblematiken stellen sich nach Geburten mindestens ebenso häufig ein wie Senkungserkrankungen. Diese entwickeln sich nicht unbedingt direkt im Anschluss an die Geburtsereignisse, sondern häufig erst nach Jahren, nachdem die Familienplanung längst abgeschlossen ist. Meine Erfahrung als Hebamme und Sporttrainerin zeigt, dass das Thema Inkontinenz spätestens zu Beginn des Präklimakteriums/Klimakteriums bei prädestinierten Frauen (wieder) aktuell wird. Die Östrogensituation lässt das Gewebe atrophieren, die Gesamtstabilität und der Halt lässt nach und oftmals werden schon fast vergessene Geburtsereignisse bei der Betrachtung der eigenen Inkontinenzveränderungen wach. Wenn ich reifere Frauen in der „Inkontinenzsprechstunde" befrage, haben sie zumeist Kinder geboren und können mir exakte und detaillierte Beschreibungen zu ehemaligen Geburtsverläufen, zum Beispiel Geburtsdauer, Größe des Kindes, Geburtsverletzungen, Abheilung der Risse und Schnitte geben. Sehr häufig sehe ich klare Parallelen zu den damaligen Geburten und den heutigen Problemen. Der Altersdurchschnitt der Frauen, die ich befrage, liegt im Schnitt zwischen 40 und 80 Jahren. In ihren gebärfähigen Jahren gehörte die Beckenboden-, Wochenbett- und Rückbildungsgymnastik so gut wie nie zum Therapieangebot von Hebammen und PhysiotherapeutInnen.

Hebammen und weitere Unterrichtende können heute einen großen Beitrag zur Minimierung beziehungsweise Vermeidung von Descensus- und Inkontinenzerkrankungen leisten.

Das Thema Inkontinenz ist für die Frauen unangenehmer und peinlicher als das Thema Descensus. Descensus verursacht Entzündungen, Schmerzen und großes Unwohlsein, im Extremfall den tatsächlichen Verlust eines Organs. Das Thema Inkontinenz erreicht jedoch völlig andere Dimensionen: Die Dimensionen des „Nicht mehr aufhalten können“, „Sich nicht mehr im Griff haben“, „Nicht mehr gesellschaftsfähig sein“, „Sich selbst nicht mehr annehmen können“, „Sich vor sich selber ekeln“, „Sich nicht mehr vor seinem Partner offenbaren können“, „Von anderen dumm angeschaut werden und nicht mehr in den bisherigen Kreisen verkehren zu können“. Ausgrenzung, Fremd- und Selbstablehnung, Verunsicherung und ein gestörtes Selbstwertgefühl sind die Folgen.

Hebammen können durch ihre Arbeit viele potenziell betroffene Frauen schon in der Schwangerschaft, im Wochenbett und in der Rückbildungszeit gezielt ansprechen, sie beraten, anleiten und ihnen möglicherweise einen Weg zur Minimierung oder Vermeidung der bisher angesprochenen und nachfolgend beschriebenen Krankheitsformen aufzeichnen.

Um dem Thema Harninkontinenz mehr Transparenz zu geben, entwickelte die amerikanische Gesellschaft ICS (International Continence Society) eine strukturierte Übersicht. Viele Hebammenkolleginnen, die meine Fort- und Weiterbildungsseminare besucht haben, waren sich dieser Bilder und Formen nicht mehr bewusst oder haben sie in der Ausbildung nur unzureichend, beziehungsweise überhaupt nicht besprochen.

Die ICS unterscheidet die funktionelle und die extraurethrale Harninkontinenz:

Funktionelle Harninkontinenz
- Stress- und Belastungsinkontinenz
- „Urge“- oder Dranginkontinenz
- Kombination aus Stress- und Belastungsinkontinenz und „Urge“- oder Dranginkontinenz
- Reflexinkontinenz (Neurogene Inkontinenz)
- Überlaufinkontinenz

Extraurethrale Harninkontinenz
- Harnwegsfisteln
- Fehlbildungsinkontinenz

Die deutsche GIH (Gesellschaft für Inkontinenzhilfe e.V.) weist darauf hin, dass in die Beurteilung des Schweregrades das Vorhandensein beziehungsweise die Kombination von Harninkontinenz und Stuhlinkontinenz einzuschließen ist (Stuhlinkontinenz siehe Seite 41). Darüber hinaus legte diese Organisation seinerzeit den Schweregrad einer Harninkontinenz fest:

Sporadische Harninkontinenz	< 10ml/h
Belastende Harninkontinenz	< 25ml/h
Schwere Harninkontinenz	< 50ml/h
Absolute Harninkontinenz	> 50ml/h

Funktionelle Harninkontinenz

Stress- oder Belastungsinkontinenz
Hierbei handelt es sich um eine verschlussbedingte Inkontinenz, die durch körperliche Belastungen wie Husten, Niesen, schweres Heben und Tragen, aber auch zum Beispiel durch ein zu kräftig durchgeführtes Bauchtraining ohne Beckenbodenberücksichtigung entstehen kann. Mit der Erhöhung des intraabdominalen Druckes erhöht sich auch der intravesicale Druck.

Ist der Beckenboden intakt, steigt mit der abdominalen Druckerhöhung auch der urethrale Verschlussdruck und der Urin verbleibt in der Blase. Bei der Stress- und Belastungsinkontinenz versagt der urethrale Verschluss. Die Einteilung in verschiedene Ausprägungsarten erleichtert die Diagnose:

Relative Harninkontinenz 1. Grades:	Urinabgang bei starker Belastung Beispiel: schweres und unfunktionelles Heben, Tragen, chronischer, schwerer Husten, Springen, Hüpfen
Relative Harninkontinenz 2. Grades:	Urinabgang bei leichterer Belastung oder Erschütterung Beispiel: Treppensteigen, Lachen, Niesen
Absolute Harninkontinenz 3. Grades:	Urinabgang ohne Belastung und ständig

Mögliche Ursachen:
- Operationen, Schwangerschaften und Geburtstraumen
- Descensus, Verlagerung der Blase/der Urethra, wodurch eine Vergrößerung des Blasen-Urethrrawinkels hervorgerufen wird, die zur Inkontinenz führt. In diesem Fall wird der M. Levator ani beiseite geschoben und kann dem spiralförmigen Urethralmuskel kein Widerlager mehr geben

- Adhäsionsbedingte Verziehungen von Blase und/oder Urethra (postoperativ, aber auch nach Infektionen, Bestrahlungen und ähnlichem)
- Östrogenmangel
- Adipositas und Kachexie
- Kollagene, die strukturell „anders“ aufgebaut sind, als bei Frauen ohne Senkungs- und Inkontinenzproblemen
- Unzureichende EMG-Werte (Elektromyogramm) des Beckenbodens (geringe Muskelinnervation, Atrophie der Muskelmasse) vornehmlich des M. Levator ani
- Funktionsreduktion des Nervus pudendi
- Konstitutionell ungünstige Bedingungen, zum Beispiel bei einem leptosomen Konstitutionstyp

Diagnosemöglichkeiten:

a) Verbal
   - Symptomerläuterung, Miktionsprotokoll

b) Nicht medizintechnische Diagnosemöglichkeiten
   - „Hustentest“ bei voller Blase
   - „Springtest“ beim Sport (zum Beispiel Erwärmung auf dem Rebound, Lauftest und ähnliches)
   - „Tampontest“ und/oder „Q-Tip-Test“

   Husten und Springen verursacht eine große intraabdominale Druckerhöhung, die einen - in der Aufbauphase befindlichen - Beckenboden eher negativ provoziert als nützt. Beim Husten- und Springtest ist diese Provokation gewollt. Sie ist gleichzusetzen mit dem „High-Impact-Training“ im Aerobicbereich, welches für unsere Bereiche völlig kontraindiziert ist, da die Erschütterungen für den Beckenboden zu groß sind. Verfügt der Beckenbodenbereich noch nicht über eine ausreichende Stabilität, so werden die testenden Frauen ihren Urin nicht halten können.

   Beim „Tampontest“ legt sich die Frau einen Tampon in die Scheide und versucht ihn unter Beckenbodenspannung herauszuziehen. Anhand des Widerstandes lässt sich subjektiv die Beckenbodenkraft erkennen.

   Der „Q-Tip-Test“ wird häufig von Physiotherapeutinnen als Spannungsprobe genutzt. Hier wird die Spitze eines Wattestäbchens in Dammnähe der Scheide eingelegt. Die Frau baut daraufhin Beckenbodenspannung auf und anhand der „Stäbchenbewegung“ lässt sich - wenn auch sehr ungenau - eine Spannung erkennen.

c) Medizintechnische Diagnosemöglichkeiten
   - Urodynamik

Therapiemöglichkeiten:

- „Pelvic-re-education“, Beckenbodengymnastik und Beckenbodenschule; Bewusstseinsveränderung durch Hintergrundwissen und neu entwickeltem Körpergefühl; Korrektur der Organverlagerung, Wiederherstellung der Beckenbodenstruktur und Harmonisierung der Rumpfkapsel durch Gymnastik. Der Therapieerfolg liegt bei bis zu 80 Prozent!

- Östrogengaben zumeist in Form von Vaginalgels und Tabletten (primär in der Peri- und Postmenophase), um die Östrogenrezeptoren von Blase und Scheide zu unterstützen.
- Pessareinlagen. Kann hinfällig werden, wenn der Levatorenspalt zu groß ist. Wird wegen der Infektionsgefahr und des unangenehmen Gefühles (Druck, Reizung) seltener angewendet. Häufiger für Personen mit erhöhtem Narkoserisiko verordnet, die sich keiner Operation mehr unterziehen können.
- Operationen:
  Die derzeit gängigsten Operationsmethoden:
  - Retrosymphysäre Urethropexie nach „Burch“
  - Legen eines TVT-Bandes (Tensionfree Vaginal Tape)

  Laut wissenschaftlicher Literatur soll der Beckenboden nach ungefähr acht bis zwölf Wochen postoperativ wieder voll belastbar sein.
  Die „Erfolge“ der Operationen richten sich nach der vorherigen Symptomlage (welchen Ausprägungsgrad hatte die Inkontinenz?), nach dem anschließenden Umgang mit dem Beckenboden (körperliche Belastungen, diszipliniertes Beckenbodentraining) und nach der Erfahrung des Operationsteams. Bei sachgerechter OP-Durchführung werden folgende Erfolge je nach Operation beobachtet und erwartet:
  - 75 bis 80 Prozent nach Harninkontinenz 1. Grades
  - 70 Prozent nach Harninkontinenz 2. Grades
  - maximal 50 Prozent nach Harninkontinenz 3. Grades.

  Viele der „neueren Operationstechniken“ (Beispiel TVT) beinhalten die Einlage körperfremder Netze und Bänder. Erforderliche Zweit- oder Dritteingriffe können sehr problematisch, gefährlich und erfolglos für die Frauen enden, da das Bindegewebe während der dazwischen liegenden Zeit fest mit dem künstlichen Material verwachsen kann. Folglich ist es in vielen Fällen unmöglich, das Gewebe vom Fremdkörper zu lösen (Quelle: GIH-Journal 2001).
  Demgegenüber gibt es OperateurInnen, die bewusst auf das Verwachsen dieser körperfremden Stoffe setzen, da sie davon ausgehen, dass die Gewebsstabilität verstärkt wird.

Die Stress- oder Belastungsinkontinenzen, aber auch die später vorgestellten „Mischinkontinenzen“ sind im weitesten Sinne die einzigen Formen, die durch kontinuierliche „Ganzheitliche Beckenbodenschule & Beckenbodengymnastik“ gut bis sehr gut behandelbar sind. Sollte trotzdem ein operativer Eingriff vorgenommen werden, ist eine prä- und postoperative Anleitung von großem Nutzen, denn sie bereiten die Operation optimal vor und unterstützen den Operationserfolg nachhaltig.

„Urge"- oder Dranginkontinenz
Bei diesem Krankheitsbild korrespondiert der unwillkürliche Harnabgang mit einem Harndrang und ist zumeist unabhängig von der Belastung. Die Entleerungsimpulse werden über die Reflexzentren der Großhirnrinde geleitet, welche die „Kommandos" zum Aufhalten oder Loslassen gibt.

Folgende Formen können sich darstellen:

Motorische Form: Bei der „motorischen" Form dieser Inkontinenz kommt es zu einer kurzen und nicht unterdrückbaren Detrusoraktion bei vermindertem Hemmungsimpuls (Detrusor: Sammelbezeichnung für die Muskulatur, die eine Harnentleerung bewirkt). Die „Meldungen" sind unkontrolliert. Die motorische Form ist aktiv und blasenbedingt!

Sensorische Form: Die „sensorische" Form zeigt sich durch vermehrte sensible Entleerungsimpulse. Hierbei ist die Blasenkapazität reduziert und es tritt verfrüht ein Füllungsgefühl auf. Folge: Drang! Die Blase „meldet" sich zu früh.

Belastungsinduzierte Form: Hier kann durch Belastungen/Erschütterungen eine hyperreflektorische kurze Detrusoraktivität ausgelöst werden, die einen verzögerten, sukzessiven Harnabgang auslöst. Das Krankheitsbild ist nicht klar abgrenzbar und zeigt Beziehung zu vagen Begriffen wie „Kalte-Füße-Blase" oder „Reizblase", aber auch „instabile Blase".

Darüber hinaus wird die Urge- oder Dranginkontinenz in verschiedene Erscheinungsformen eingeteilt: die primär idiopathische und die sekundär symptomatische Dranginkontinenz.

Primär idiopathische Dranginkontinenz: Bei dieser Erscheinungsform gibt es weder Befunde im Harnwegssystem noch neurologischer oder anderweitig pathologischer Art. Bis auf Ausnahmen lassen sich keine Krankheitsmerkmale in Urinbefund darstellen. Definitive symptomatische Nachweise zeigen sich gegebenenfalls in der Diagnostik speziell angelegter Kulturen (auf Bakterien, Chlamydien, Mykoplasmen oder Trichomonaden).

Bei dieser Form der Inkontinenz werden gehäuft psychische Faktoren wie beispielsweise Angstneurosen, Affektüberladungen, verleugnete Depressionen und anderes beobachtet.

Diagnosemöglichkeiten:
- Urodynamische Abklärung
- Erfragen der Symptomatik (Drang vor dem unwillkürlichen Abgang kleiner Urinmengen?)
- Miktionsprotokoll, das heißt Erfragen der Miktionshäufigkeit wie zum Beispiel Pollakisurie (häufiger Harndrang) und des nächtlichen Miktionsbedürfnisses wie beispielsweise Nykturie (häufiges nächtliches Harnlassen).

Therapiemöglichkeiten:
Allgemeine Therapieprämisse ist auch hier die kausale Ursachenbekämpfung, das heißt Eingriff in die gestörte Blasenfunktion. Je nach Erscheinungsform werden folgende Medikamentengruppen eingesetzt:
- Anticholinerika
- Beta-Sympathikomimetika
- Relaxantien
- Lokalanaesthetika in Gelform
- Thymoleptika, Neuroleptika
- Tranquilizer
- Östrogene

Gegebenenfalls flankierende Maßnahmen im Gymnastik- und vor allem im Entspannungsbereich.

Sekundär symptomatische Dranginkontinenz: Bei dieser Erscheinungsform lassen sich klare und eindeutige Befunde zum Krankheitsbild finden. Zum Beispiel Zystitiden, Blasensteine, Strahlenfolgen, Tumoren. Die durch die Verdrängung verursachte Widerstandserhöhung der Urethra löst eine kompensatorische Detrusoraktivität aus.

Nicht nur die Widerstandserhöhung sondern auch eine erhöhte Permeabilität der Urin-Blutschranke (bei diesem Bild dient der gesteigerte Entleerungsreiz als Schutzmechanismus) und ein Östrogenmangel werden heute mittlerweile auch für das Bild der sekundär symptomatischen Inkontinenz verantwortlich gemacht.

Diagnosemöglichkeiten:
- Erfragen der Symptomatik (Drang vor dem unwillkürlichen Abgang kleiner Urinmengen?)
- Miktionsprotokoll, das heißt Erfragen der Miktionshäufigkeit wie zum Beispiel Pollakisurie (häufiger Harndrang) und des nächtlichen Miktionsbedürfnisses wie beispielsweise Nykturie (häufiges nächtliches Harnlassen)
- Urintests, Kulturen
- Urodynamik, zum Beispiel:
  - Zystoskopie (Blasenkapazität ist um circa 200 bis 250 ml reduziert)
  - Zystometrie, das heißt Innendruckmessung bei steigender Füllung und Provokation. Folge: Druckwelle durch Detrusoraktivierung, Hyperreflexie, Detrusorhypertonus.

Häufig lässt sich auch eine Senkung des funktionell dynamischen Urethral-Verschlussdeckels sowie die Erschlaffung der Beckenbodenmuskulatur nachweisen.

Therapiemöglichkeiten:
Auch hier soll die Kausalkette eingehalten werden, das heißt je nach Erscheinungsform:
- Steinlösung, Bougierung, Adhäsiolyse, Tumorbekämpfung usw.
- Infektbehandlung, auch von Vagina und Vulva

Mischinkontinenz
Um einer Mischform aus Stress- oder Belastungs- und Urge- oder Dranginkontinenz „auf die Spur zu kommen", wird - wie oben bereits angesprochen - die Urodynamik via „Urodynamischer Messplätze" durchgeführt. Die Therapie richtet sich nach den erhobenen Befunden. Zuerst werden jedoch zumeist sämtliche „konservative Maßnahmen" durchgeführt.

Die Mischinkontinenz ist neben der Stress- oder Belastungsinkontinenz die einzig Form, die durch kontinuierliche Gymnastik gut bis sehr gut behandelbar ist. Frauen mit Mischinkontinenzen benötigen einen ebenso hohen Entspannugs- wie Muskelaufbaubereich im Training, um die Drangkomponente in ihrem Krankheitsbild positiv zu beeinflussen.

Reflexinkontinenz
Der Verschlussmechanismus ist intakt. Die Reflexinkontinenz tritt infolge einer Störung der spinal-nervösen Funktion (Beispiel: Querschnittlähmung) auf. Das Harndranggefühl bleibt aus und die Blase entleert sich reflektorisch und selbstständig.

Therapiemöglichkeiten (Ratschläge):
Sind die Verschlussmechanismen blockiert, im Abstand von circa vier Stunden ein etwa zehnminütiges „Trommeltraining" oder eine Klopfmassage durchführen, um die Blase zur Urinabgabe zu stimulieren.

Die Reflexinkontinenz ist durch das vorgestellte Kurskonzept nicht behandelbar.

Überlaufinkontinenz
Die Harnblase ist in Folge von Quetschungen, Ödemen oder Ignoranz gegenüber der gefüllten Blase übervoll. Es entleert sich nur die Menge, die absolut nicht mehr in die Blase reinpasst. Ein Rückstau des Urins in die Nieren ist möglich.

Therapiemöglichkeiten (Ratschläge):
- die Finger unter fließendes Wasser geben, Wasser plätschern und laufen lassen
- bewusste Entspannung

- leichte, weiche, manuelle äußere Provokationen der Blase (leichte Reibungen, Massagen, feuchte Wärme auf den Unterbauch und/oder Vulvabereich)
- in Institutionen werden die Frauen zum Aufstehen motiviert, oder es folgt eine Katheterabnahme des Urins.

Die Überlaufinkontinenz ist durch das vorgestellte Kurskonzept nicht behandelbar.

Extraurethrale Inkontinenzen

Harnwegsfisteln
In den allermeisten Fällen besteht bei diesem Krankheitsbild eine Harninkontinenz 3. Grades. Wenn der gesamte Urin abläuft, handelt es sich wahrscheinlich um eine Blasen- Scheidenfistel. Der Urin entleert sich über die Scheide und nicht mehr über die Harnröhre. Befunde, die zeigen, dass sich bei Harndrang trotzdem die Blase entleert, deuten zumeist auf eine Ureter-Scheiden-Fistel hin.

Mögliche Formen der Fistelbildungen:
- Blasen-Scheidenfistel
- Blasen-Zervixfistel
- Urethra-Scheidenfistel
- Rectum-Scheidenfistel
- Enteroscheidenfistel

Die extraurethralen Inkontinenzen sind durch das vorgestellte Kurskonzept nicht behandelbar.

Mögliche Ursachen:
Infektionen, traumatische Geburten, Tumoren, Strahlenschäden, Operationen.

Mögliche Therapien:
Hier sind nur Infektbehandlungen und Operationen zur Ursachenbekämpfung möglich.

Fehlbildungsinkontinenzen
Ständiger Urinabgang bei Fehlbildungsinkontinenzen sind in unserem Kulturkreis selten bei erwachsenen Menschen zu finden. Sie werden im Säuglingsalter festgestellt und operativ korrigiert.

Die Fehlbildungsinkontinenzen sind durch das vorgestellte Kurskonzept nicht behandelbar.

Nach der Zusammenfassung der Harninkontinenzbilder liegt es auf der Hand, bei welchen Formen wir mit Gymnastik erfolgreich arbeiten können. In erster Linie werden die Frauen mit Stress- oder Belastungsinkontinenz sowie mit Mischformen angesprochen. Bei den Urge- oder Dranginkontinenzen benötigen die Frauen weniger ein muskuläres Aufbautraining, sondern mehr ein Training zur Wahrnehmung der ganzheitlichen ver- und der erlernbaren Entspannung. Von daher sind auch diese Frauen gut bei uns aufgehoben, die Prioritäten sind jedoch verschoben. Diesen Frauen helfen möglicherweise auch therapeutische Gespräche und Autogenes Training. Personen mit Reflexinkontinenz kann lediglich durch den oben angegebenen Therapievorschlag geholfen werden. Sie gehören ebenso wenig zu unserem Klientel wie die Frauen mit „Überlaufblase" (bekannt aus der Geburtshilfe), Fisteln und/oder Fehlbildungsanomalien.

Trotz aller Gymnastikanleitungen kann es sein, dass die Beckenbodenstruktur aufgrund „schlechter" Kollagene so schwach ist, dass selbst das disziplinierteste Training zu keinem Erfolg führt.

Stuhlinkontinenz

Das Thema Stuhlinkontinenz ist für die Betroffenen weitaus schlimmer als die Problematik der Harninkontinenz, da sie in der Offenbarung „noch peinlicher" ist.

Der Themenbereich Stuhlinkontinenz wurde in der Hebammenliteratur bislang kaum beachtet, selten gab es Veröffentlichungen zu diesem Thema und meines Wissens nach wird er noch seltener an Hebammenschulen unterrichtet.

Mit dem Thema Stuhlinkontinenz beschäftigen sich nicht nur UrologInnen und GynäkologInnen sondern auch ProktologInnen sowie ViszeralchirurgInnen. Von dem viszeralchirurgisch tätigen Oberarzt Dr. Kaminski aus der Chirurgischen Abteilung der Universitätsklinik in Bonn erfuhr ich, dass mindestens 30 Prozent der Frauen, die ihre Kinder vaginal entbinden, später an einer Stuhlinkontinenz leiden, obgleich der Sphincter ani zum Zeitpunkt der Kindsgeburt offensichtlich nicht gerissen war oder eingeschnitten wurde!

Bei der Stuhlinkontinenz kann die Organstruktur des Darmverschlusssystems aus unterschiedlichen Gründen in seiner Form und/oder Funktion gestört sein. Die Diagnose im Bereich der autonomen Regulation wird zum großen Teil durch die unterschiedliche Qualität des Darminhaltes (zum Beispiel bei Diarrhoe), aber auch durch die psychische Befindlichkeit erschwert.

Aufgrund anamnestischer Angaben wird die Stuhlinkontinenz zunächst grob eingeteilt in
- kontinent
- partiell inkontinent und
- vollständig inkontinent.

Die Inkontinenzformen werden wiederum in „leichte“ und „schwere“ Formen eingeteilt.

Diagnosemöglichkeiten:
Die Diagnose kann durch die Selbstbeobachtung der „Geschehnisse“ bestätigt werden. Hierzu führt die betreffende Person ein „Stuhlprotokoll“, in dem folgende Punkte wahrgenommen und notiert werden sollten:
- unwillkürlichen Windabgang
- unregelmäßige/regelmäßige Verschmutzung der Wäsche
- Verlust von flüssigem oder konsistentem Stuhl

Diese Protokolle geben den zuständigen ProktologInnen und VirzeralchirurgInnen erste Anhaltspunkte zur Ursachenfindung (siehe hierzu Seite 110 ff). Weitere Diagnosemöglichkeiten wie zum Beispiel die Inspektion und Austastung des Enddarmes, Durchzugsmannometrie des Enddarmes, aber auch neurologische, radiologische und muskuläre Tests werden in Anspruch genommen, um die tatsächliche Stuhlinkontinenz eindeutig zu diagnostizieren. Anschließend wird die Ärztin gegebenenfalls das in der Folge beschriebene oder ein ähnliches Einteilungsschema anwenden, um einer sicheren Diagnose näher zu kommen.

Medizinisch-ätiologische Einteilung der Stuhlinkontinenz

Primär kongenital:	Muskulär anatomisch Lumbale Meningozele Neurogen - M. Herzsprung
Primär traumatisch:	Nach Geburten, Unfällen, sexuellen Traumatisierungen Nach operativen Eingriffen (zum Beispiel Sphinkterotomie/Sphinkterdehnung, Fisteloperationen, Mukosektomie)
Primär erworben:	Hämorrhoiden IV° Anorektale Infektionen Mukosavorfall Rektumprolaps
	Idiopathisch (ohne erkennbare Ursachen) • Neurologische/zerebrale Ursachen: – Demenz oder degenerative Ursachen – Metastasen oder Tumoren – Schlaganfall

- Neurologische/spinale Ursachen:
  - Spina bifida
  - Tabes dorsalis
  - Periphere Neuropathie
  - Cauda-equinq-Syndrom
  - Multiple Sklerose, Tumoren, Metastasen
  - Degenerative Erkrankungen

Sekundär erworben: Diarrhoe
Diabetes (metabolisch)
Diverse Intoxitationen und Medikamentenabusus (Laxantion)
Kotballen im Rektum
Maligne Entzündungen
Rektumoperationen

Einteilung der Stuhlinkontinenz nach Ursachen
1. Sensorische Form bei intaktem Schließmuskel
2. Muskuläre Inkontinenz bei erhaltener Sensibilität
3. Verlust beider oder anderer Funktionen
4. Störungen der Reservoirfunktion im Enddarm

Therapiemöglichkeiten:
- Gezielte Beckenbodengymnastik bei sämtlichen Inkontinenzformen, die keine neurologischen Funktionsausfälle aufweisen, und bei PatientInnen, die den Anweisungen folgen können
- Medizintechnische Unterstützung durch nervale und/oder muskuläre Elektrostimulation
- Biofeedbacktherapie (Interaktives Muskeltraining)
- Medikamente
- Operationen (Beispiel Sphinkterrekonstruktion, post anal repair, M. gracilis-Plastik, Rektopexie mit und ohne Darmresektion)

Die Ganzheitlichkeit der urologischen, gynäkologischen und proktologischen Symptome muss nicht nur bei vorliegender Harn- sondern auch bei Stuhlinkontinenz gesehen und verbunden werden, um die Probleme der Betroffenen zu erkennen, zu lindern und nach Möglichkeit zu heilen. Darüber hinaus ist klar, dass das später dargestellte Konzept auch in vielen Fällen der Stuhlinkontinenz zum Tragen kommt.

Da wir nicht die Möglichkeit haben, sämtliche Inkontinenzformen mit Gymnastik, Entspannung, Mentaltraining, positiver Motivation und Zusatzbehandlungen zu „therapieren", sollten wir uns als Anleitende mit übertriebenen Äußerungen zu „Trainingserfolgen durch Teilnahme am Kurs" zurückhalten. Ohne medizinische und medizintechnische Unterstützung können wir als Kursleiterinnen nicht wirklich abschätzen, um welches Problem es sich bei der jeweiligen Frau handelt. Diese Denkweise würde unsere Kompetenzen übersteigen. Keine Frau sollte durch unrealistische und überzogene Aussagen deprimiert werden, denn das ist sie häufig schon genug, vor allem, wenn sie - trotz disziplinierter Eigenarbeit - kaum oder keinen Trainingserfolg erspürt.

Abschließend zum theoretischen Bereich der Inkontinenzen ein Zitat von Prof. Dr. Hansjörg Melchior. Gedanken, die für mich eine Philosophie darstellen und das Thema auf den Punkt bringen:

„... Das generelle Ziel ärztlichen [therapeutischen; Anm. der Autorin] und pflegerischen Handelns war, ist und sollte bleiben, alten, kranken und behinderten Menschen ihre Lebensqualität wieder zu geben, sie möglichst unabhängig von fremder Hilfe und Versorgung zu machen, ihnen die Möglichkeit zu geben, wieder ein eigenes sinnerfülltes Leben führen zu können. Nicht ökonomische Kosten-Nutzenberechnungen, sondern die humanitäre Verantwortung gegenüber den Alten und Kranken müssen unser Handeln bestimmen; denn diese haben das gleiche Recht auf Leben wie Jüngere und Gesunde. Die Rehabilitation Inkontinenter ist eine sozialpolitische Aufgabe, ebenso wie deren Versorgung ...“

Quelle: Leitfaden „Harn- und Stuhlinkontinenz“ (GIH)

Medizintechnik und Heilhilfsmittel

Die Beckenbodenstruktur und Stabilität kann dermaßen schwer erkrankt, geschädigt, traumatisiert oder atrophiert sein, dass die alleinige Beckenbodengymnastik unmöglich das „Allheilmittel" gegen sämtliche Senkungs- und Inkontinenzbeschwerden sein kann.

Da sich die Beckenbodenmuskulatur weder anatomisch noch physiologisch von den „restlichen" Muskeln des Körpers unterscheidet, sollten die technischen Errungenschaften zur Linderung und Heilung einer Beckenbodenerkrankung einen adäquaten Stellenwert einnehmen und nicht unreflektiert von der Hand gewiesen werden. Viele Hebammen stehen der Medizintechnik - aus welchem Grund auch immer - sehr kritisch gegenüber. Egal, wie die persönliche Meinung zu diesem Thema ist, ist es sinnvoll, dass anleitende Personen zwecks Beratung und Empfehlung einen Überblick über die medizintechnischen Therapiemöglichkeiten haben. Elektrotechnische Untersuchungen wie zum Beispiel das Elektromyogramm (EMG) und medizintechnische Therapien wie zum Beispiel die elektrische Muskelstimulation (EMS) haben sich im medizinischen und Sportbereich mittlerweile sehr erfolgreich etabliert. Kaum eine Orthopädin, Physiotherapeutin oder Urologin/Gynäkologin verschließt sich solchen sinnbringenden Maßnahmen.

Heilhilfsmittel ist der allgemein übliche Sammelbegriff für Sach- und Dienstleistungen, die von ÄrztInnen rezeptiert werden. Diese unterliegen einem „krankenkassenaufgedrückten" Budget, das nicht überschritten werden darf. Die Finanzierung der Heilhilfsmittel erfolgt je nach Einordnung komplett oder anteilmäßig über die Ersatzkrankenkassen. Private Krankenkassen sind (je nach Vertragsabschluss) nicht unbedingt verpflichtet, die Finanzierung dieser Heilhilfsmittel zu übernehmen.

Es werden Heilmittel von Hilfsmitteln unterschieden. Diese Mittel werden mit Ziffern belegt, damit die Sachleistungszulieferer und DienstleisterInnen mit den Krankenkassen, beziehungsweise mit der einzelnen Patientin abrechnen können. Diese Leistungen unterliegen den Kassenbudgetierungen, die vor etlichen Jahren von den Krankenkassenverbänden zur Kostendämpfung im Gesundheitswesen eingeführt wurden. Wenn eine Praxis zu viele Heilmittel (zum Beispiel Massagen, Physiotherapie, Binden, Katheter) oder zu viel Hilfsmittel (zum Beispiel Elektrotherapie) verordnet, wird die Praxis rückzahlungspflichtig an die KV.

Die Industrie bietet mittlerweile eine fast unüberschaubare Fülle an medizintechnisch-apparativen und konservativen Möglichkeiten, um erkrankten Menschen zu helfen.

Die folgenden Beschreibungen geben einen Einblick in diese zusätzlichen Unterstützungsmöglichkeiten.

Nicht elektrotechnische Hilfsmittel

Die Menschheit hat während ihrer evolutionären Entwicklungszeit immer nach Lösungen ihrer Probleme gesucht und diese mit den jeweils möglichen Mitteln zumeist gelöst. Vermutlich haben „Weise Frauen" in der Vergangenheit neben Kräutern, Bädern und Medikamenten immer etwas zur Linderung oder Problemlösung anbieten können.

Viele der nachfolgend vorgestellten Produkte haben meines Wissens bereits eine lange Tradition und finden in der gynäkologischen, urologischen und visceralchirurgischen Praxis nach wie vor Anwendung.

Heutzutage bestimmt die Gynäkologin ihre Auswahl nach verschiedenen Kriterien:

Diagnostische und anatomische Bedingungen, Ausprägung der Senkung und/oder Inkontinenz, Verträglichkeit des Materials, Zumutbarkeit zur Durchführung dieser Therapie sowie Kooperationsbereitschaft der jeweiligen Frau und andere Kriterien.

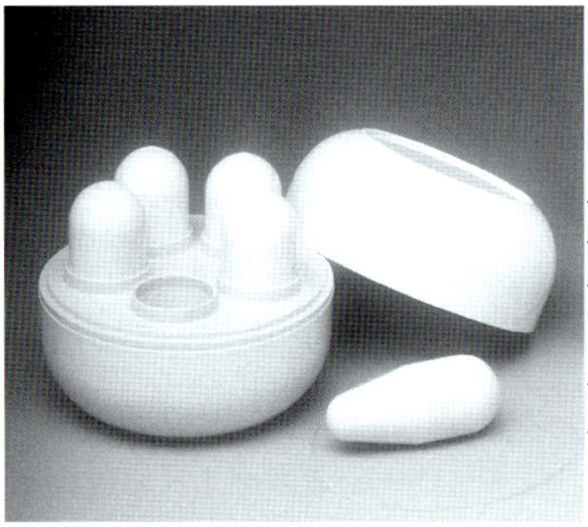

Foto: Schmidt von Rohrscheidt

Vaginalkonen

Vaginalkonen sind Hilfsmittel der neueren Generation. Sie haben ein tamponähnliches Aussehen, verfügen über ein „Herausziehbändchen" und werden ebenso wie ein Tampon in die Scheide eingeführt. Zumeist werden den Frauen verschiedene gleichaussehende Konen mit unterschiedlichen Gewichten zur Verfügung gestellt. Die Frauen beginnen mit dem Gewicht, das sie gerade noch halten können und sollen mit diesem spürbaren Widerstand ihre Beckenbodenübungen durchführen. Beim Üben spüren die Frauen, wie das Gewicht vom Beckenboden gehalten wird. Nach einer gewissen Übungszeit soll sich die Beckenbodenmuskulatur kräftigen.

Vaginalpessare

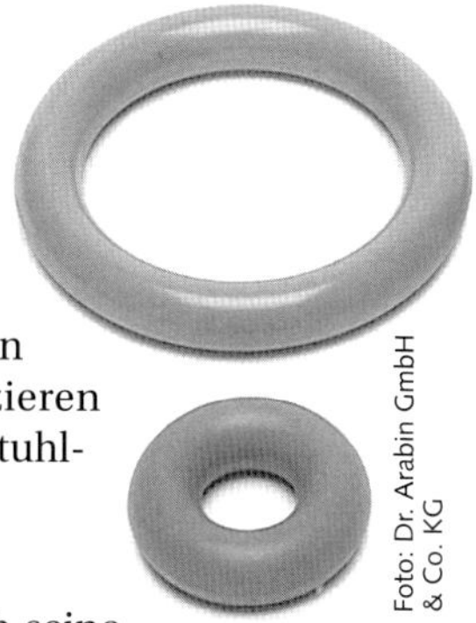

Foto: Dr. Arabin GmbH & Co. KG

Vaginalpessare werden je nach Fabrikat aus Silikon, Hartgummi oder Porzellan hergestellt. Bis auf einige wenige Ausnahmen sind Vaginalpessare keine therapeutischen Mittel, sondern entlasten den Beckenbodenbereich. Sie dienen einerseits der allgemeinen Erleichterung durch den Druckverlust und reduzieren andererseits den unwillkürlichen Urin- und/oder Stuhlverlust.

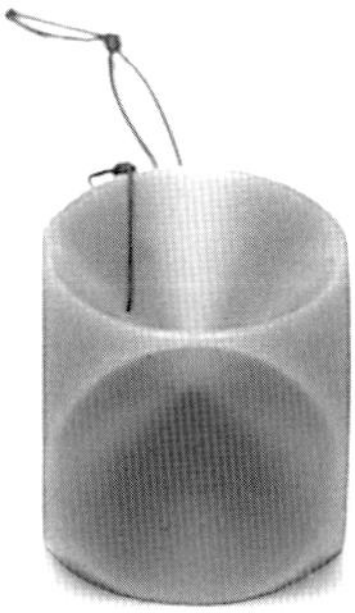

Würfelpessare
Dieses Pessar aus Silikon hält durch seine „Saugnäpfe", die sich im oberen Vaginalgewölbe fixieren und kann durch ein Bändchen herausgezogen werden. Hierbei ist zu beachten, dass der Zug in verschiedene Richtungen ausgeübt wird, damit sich das entstandene Vakuum lösen kann.

Angeblich soll sich die Beckenbodenkraft auch durch diesen Würfel verbessern. Er kann wie alle weiteren Pessare vor der Einlage mit Estriolcreme bestrichen werden, um den gewebsstabilisierenden Effekt zu erhöhen.

Schalenpessare aus Weichgummi
Die in der Folge beschriebenen Pessare halten durch seitliches Abstützen auf dem M. levator ani und verhindern so das weitere Absinken der darüber liegenden Organe.

Es hängt wohl von der „Passform" ab, ob sich eine Gynäkologin für einen Weichgummi oder Hartgummi, für ein Ring- oder Schalenpessar entscheidet.

Trotz des besseren Materials eines Weichgummipessars wird bei dieser Therapie häufig eine Verschlechterung der Gewebsstabilität beobachtet, so dass nach einer gewissen Zeit das nächstgrößere Pessar eingesetzt oder eine andere Form ausgewählt werden muss.

Schalenpessare aus Hartgummi
Diese Pessare werden zumeist nur noch dann verordnet, wenn keine anderen Pessare für die nötige Stabilität sorgen können.

Urethralpessare („Urethralstöpsel")
Eine aus einer großen Not heraus geborene Erfindung einer dänischen Frau. Dieses Hilfsmittel besteht aus einer Sonde, in der sich ein oder zwei Kugeln befinden, die auf einer Endplatte fixiert sind. Diese Sonde wird mit einem herausnehmbaren Mandrain in die Harnröhre eingeführt, so dass der Urin nicht mehr unwillkürlich entweichen kann. Einige Firmen bieten zusätzlich mitgelieferte Geräte, die die Harnröhrenlänge ermitteln können.

Ähnliche Hilfsmittel („Darmstöpsel") werden auch bei Stuhlinkontinenz eingesetzt.

Luftpessare
Diese Pessare bewähren sich dann, wenn es keine anderen Unterstützungsmöglichkeiten mehr gibt. Sie sehen den geburtshilflich verwendeten Vakuumglocken ähnlich, werden wie ein verhütendes Scheidendiaphragma in die Scheide eingelegt und über den am Pessar angebrachten Schlauch von außen so weit aufgepumpt, bis die Frau die entlastende Wirkung spürt. Anscheinend werden sie als nicht oder weniger unangenehm empfunden, da sie sich exakt an die Scheidenform anpassen.

Schaumstoffpessare
Diese Pessare bestehen aus einem neuartigen, flüssigkeitsbindenden Material, haben das Aussehen eines überdimensional großen Tampons und sind vor der Einlage sehr hart.

Sie sind für den Einmalgebrauch entwickelt und verursachen häufig Schmerzen beim Einführen. Sie werden zumeist nur dann verordnet, wenn kein Pessar mehr hält.

Elektrotechnische Hilfsmittel

Elektrotechnische Hilfsmittel werden bereits seit langer Zeit a priori zur Schmerztherapie bei unterschiedlichsten Krankheitsbildern genutzt. Selbst im Altertum machten sich die Heilenden den schmerzstillenden Effekt von „Elektrobehandlungen" zum Beispiel durch Auflage eines energiegeladenen Zitteraales auf die betroffene Körperstelle zunutze. Im Laufe der Zeit und mit Beginn der Elektrifizierung wurden immer mehr Therapiegeräte etnwickelt, um unter anderem Schmerzen zu lindern, Muskulatur aufzubauen und Bestrahlungsbehandlungen durchzuführen.

Abrechnung von „Reizstrombehandlung" wie EMS und Biofeedback werden von Gynäkologinnen, Urologinnen und Proktologinnen verordnet und über das „Hilfsmittelgesetz" abgerechnet. Dieses Gesetz sollte jedoch nicht mit dem „Heilmittelgesetz" verwechselt werden, welches unter anderem Physio- und Massagetherapien regelt und finanziert. Interessant ist auch zu wissen, dass die meisten ÄrztInnen ihr Hilfsmittelbudget selten ausschöpfen, so dass für diese Therapien eine gute „Rezeptierchance" besteht. Es handelt sich in diesem Fall also nicht um „IGEL-Leistungen". Selbst die Rezeptgebühren entfallen für die Frauen. Zumeist werden EMS- und Biofeedbacktherapien für drei Monate oder länger rezeptiert. Nur Physiotherapeutinnen und Ärztinnen können die Schulungen dieser Geräte mit den Krankenkassen abrechnen.

So wie in der Sportmedizin Geräte zur Strom- und Biofeedbackbehandlung eingesetzt werden, verfügt die Industrie über unterschiedlichste Inkontinenzgeräte, die je nach Krankheitsbild individuell angeboten und eingesetzt werden.

Elektrische Muskelstimulationsgeräte finden in der Beckenbodentherapie bereits seit langer Zeit Anwendung. Die Geräte werden immer anwendungsfreundlicher, die Arbeitsweisen werden variabler und die Erfolge effektiver.

Mittlerweile sind die meisten Geräte von guter technischer Ausstattung, zum Teil sind sämtliche Einstellungsoptionen frei wählbar. Beispiele hierfür sind gesicherte Einstellungsmöglichkeiten der Therapieparameter (zum Beispiel Dauer der Behandlung, Anspannungs-, Entspannungs- und Stimulationszeiten, Mikrovolt- und Frequenzeinstellung, Anzeige der erreichten Mikrovoltzahl), Abspeicherung der Trainingseinheiten und spätere Auslesbarkeit mit Ermittlung der gesamten „Trainingserfolge". Für diejenigen, die sich für exakte Dokumentationen und eine PatientInnendatei interessieren, bieten einige Vertreiber entsprechende Softwareprogramme, die in die Praxiscomputer geladen werden können.

Die geläufigsten Stimulationsverfahren in der Inkontinenzbehandlung werden eingeteilt in:
- passive Muskelstimulationsverfahren
- aktive Muskelstimulationsverfahren
- passiv-aktive Muskelstimulationsverfahren
- „getriggerte" oder „dynamische" Muskelstimulationsverfahren.

Um die jeweiligen Therapien durchführen zu können, werden unterschiedliche „Transportsysteme und Wege" genutzt, um den Strom beziehungsweise die EMG-Ableitung (also die Ableitung der muskulären Kontraktionsfähigkeit) an den Ort des Geschehens zu bringen. Hier die geläufigsten „Transportsysteme":
- Vaginal- oder Rektalsensoren (Sensor aus Plastikmaterial, Pole aus Metalllegierung oder Titan)
- Transkutanelektroden, die den Strom durch die Haut zu den „Erfolgsorganen" bringen. Elektrodenanlage: unterer Bauch, Adduktoren, Perianalbereich
- Transurethralkatheter, die den Strom durch die Harnröhre zur Blaseninnenwand bringen
- Dauerkatheter, die im unteren Rückenbereich in den entsprechenden Nerv gelegt werden, um die nervale Versorgung des entsprechenden Muskelbereiches wieder herstellen zu können.

Passive Muskelstimulationsverfahren

Bei der elektrischen Muskelstimulation (kurz EMS) wird die Muskelmasse nicht durch Eigenaktivität, sondern durch Stromimpulse aufgebaut. Durch elektrische Depolarisation werden Muskelkontraktionen ausgelöst, die bei regelmäßiger Anwendung einen Anstieg der Muskelmasse hervorrufen.

Je nach Inkontinenzform werden zur Einstellung der Geräte unterschiedliche Stromfrequenzen empfohlen:

Bei Stress- oder Belastungsinkontinenz:	ca. 50 Hertz (wirkt primär auf die quergestreifte Muskulatur) Heilungserfolge liegen bei 70 bis 80 Prozent
Bei Urge- oder Dranginkontinenz:	5 bis 10 Hertz, je nach Schule auch bis 27 Hertz (wirkt primär auf die glatte Muskulatur der Hohlorgane)
Bei Mischinkontinenz:	Wechsel der höheren Frequenz in eine niedrigere, um auch die „Drangkomponente“ behandeln zu können (nach circa sechs Wochen) Heilungserfolge liegen bei 70 bis 80 Prozent.

Bei der Geräteeinstellung muss auf einen Wechsel von Entspannzeit und passiver Stimulation durch das Gerät geachtet werden.

Aktive Muskelstimulationsverfahren

Aktive Stimulationsverfahren (Biofeedback) sind keine elektrostimulationsausgelösten Verfahren, sondern werden ausschließlich durch die jeweilige Patientin eingeleitet und durchgeführt. Diese Therapien werden als „Biofeedbackverfahren“ bezeichnet.

Biofeedbackgeräte stellen die Kontraktionsfähigkeit der Beckenbodenmuskulatur über derzeit folgende optische und akustische Möglichkeiten dar:
- Wellengrafiken
- Blockgrafiken
- Stufengrafiken
- mit visuellen Lichtreizen
- mit akustischen Piepsignalen
- sprach gesteuert via Kopfhörer.

Bei dieser Therapieform fließen keine Stromimpulse in den Körper. Der jeweilige Sensor misst ausschließlich die Mikrovoltzahl der Beckenbodenkontraktion. Auch schwangeren Frauen mit starken Descensus- und Inkontinenzerscheinungen kann diese Therapie als Zusatz zur Beckenbodengymnastik verordnet werden.

Bei der Geräteeinstellung muss auf einen Wechsel von Entspannzeit und aktiver Anspannzeit geachtet werden.

Passiv-aktive Muskelstimulationsverfahren über Vaginalsensoren

Die Muskelmasse wird sowohl durch Eigenaktivität als auch durch Stromimpulse aufgebaut.

Bei der Geräteeinstellung muss auf einen Wechsel von Entspannzeit, aktiver Anspannzeit und passiver Stimulation durch das Gerät geachtet werden.

„Getriggerte" Muskelstimulationsverfahren

Dieses Verfahren, auch als „dynamische" Muskelstimulation bezeichnet, wird unterschiedlich benannt, meint jedoch das selbe. Diese Therapieform ist eine individuell auf jede Einzelperson stimulationsunterstützte Biofeedbackbehandlung. Bei diesem Verfahren wird vor jedem Trainingsbeginn zunächst mit der Patientin der erreichbare Kontraktionsgrad der Beckenbodenmuskulatur durch aktive Anspannungen ermittelt. Das Gerät stellt sich darauf ein. Während des Trainings wird die Patientin elektrotherapeutisch unterstützt. Mittlerweile werden zwei dynamische Verfahren angeboten:

1. Die „Triggerung" erfolgt, nachdem die Patientin erfolgreich ihre zu erreichende Kontraktion erbracht hat.
2. Die „Triggerung" erfolgt nur dann, wenn die Patientin ihre zu erreichende Kontraktion nicht erbringen kann.

Bei der Geräteeinstellung muss auf einen Wechsel von Entspannzeit, aktiver Anspannzeit und passiver Stimulation durch das Gerät in Abhängigkeit der oben angegebenen Verfahren geachtet werden.

Mehrschritttherapie

Physiotherapeutinnen wenden bei schweren Funktionsstörungen der Beckenbodenmuskulatur häufig eine sinnvolle und empfehlenswerte mehrmonatige „Mehrschritttherapie" an, die sowohl die Medizintechnik als auch die Gymnastik integriert.

Behandlung	Ziel
1. Muskelstimulationsbehandlung	Wahrnehmung und Aufbau einer funktionsfähigen Muskulatur
2. Biofeedbackbehandlung	Erlernen gezielter isolierter Beckenbodenarbeit
3. Gymnastik 1	Beckenbodengymnastik unter Einbeziehung allgemeiner Bewegungsabläufe
4. Gymnastik 2	Beckenbodengymnastik unter Einbau der täglichen Belastungen

Mögliche Komplikationen

Je nach Geräteeinstellung, Schmerzsensitivität sowie Ausprägung der Muskulatur wird die vaginale oder rektale Muskelstimulation als unangenehm bis sehr schmerzhaft empfunden. Außerdem wird häufig eine - noch nicht eindeutig geklärte - Progredienz (Verschlechterung des Krankheitsbildes) während der Therapie beobachtet. Ein erfahrener Medizintechniker sagte mir hierzu, diese Probleme begründen sich möglicherweise darin, dass die Geräte in solchen Fällen nicht exakt für die jeweilige Therapie eingestellt und ausgewählt wurden.

Ein anderes Problem sind mögliche Allergien. Eine Patientin berichtete mir wenige Tage, nachdem ich sie in die vaginale Stimulationstherapie eingewiesen hatte, von folgenden Beobachtungen: Ihre Inkontinenzerscheinungen hatten sich mit der Elektrotherapie verschlimmert und sie konnte den Urin überhaupt nicht mehr halten. Weiterhin hatte sie während des Gerätetrainings einen sehr starken Metallgeschmack auf der Zunge, fühlte sich seit dieser Zeit komplett „aufgeladen" und ihr Kopfhaar stellte sich während des Kämmens sehr stark auf. Im Gespräch kam heraus, dass die Patientin eine starke Allergie auf fast sämtliche Metalle hat. Wir entschieden den Abbruch der Therapie mit dieser Sonde und ich empfahl ihr die Verordnung einer einpoligen Titansonde.

Auch bei der Muskelstimulation mit Transkutanelektroden können allergische Erscheinungen auf das Klebegel entstehen. In diesen Fällen ergeben sich rote Flecken unter den Elektroden. In diesem Fall muss das Elektrodenfabrikat, beziehungsweise das Gel ausgetauscht werden. Weiterhin sollten je nach Stromintensität keine zu kleinen Elektroden verwendet werden, da der Strom auf einer sehr kleinen Fläche möglicherweise Verbrennungen auf der Hautoberfläche hinterlässt.

Compliance der Elektrotherapie

Die positive Einstellung und Bereitschaft zur aktiven Mithilfe zu elektrotechnischen Hilfsmitteln ist ein wichtiger Faktor für den Erfolg einer jeden Maßnahme, so auch zur medizinischen Elektrotherapie. Bestehen gewisse Ängste oder Vorbehalte gegenüber Elektrik, Elektronik oder Technik, wird es mit Sicherheit schwierig, eine Frau von der Effektivität und der Sinnhaftigkeit dieser therapeutischen Maßnahmen zu überzeugen.

Jegliche Art des medizintechnisch unterstützten Beckenbodentrainings muss auf freiwilliger Basis stattfinden, denn die Frau setzt sich einem bewussten Leistungsdruck aus. Durch die dokumentgestützten Geräte wird jede durchgeführte aber auch nicht durchgeführte Trainingseinheit minutiös dokumentiert. Diese Trainingsmethoden stellen eine große Herausforderung an jede Frau dar.

Weiterhin ist die Compliance bei den Menschen nicht gewährleistet, die sich nicht so gut mit technischen Geräten auskennen oder mit der heutigen Technik nur mühselig zurechtkommen (zum Beispiel ältere Menschen, die möglicherweise noch nie einen digitalen Wecker bedient haben). Dann sind manche Gerätebeschriftungen und Bedienungsknöpfe so klein, dass viele Menschen sie aufgrund ihrer unzureichenden Sehkraft und möglicherweise eingeschränkten Feinmotorik gar nicht bedienen können. Der nächste Punkt, der die Bereitschaft zur Mitarbeit reduziert, sind die mitunter zu kompliziert oder unzureichend erklärten Bedienungsanleitungen.

Ein Mindestmaß an intellektuellen Fähigkeiten muss gegeben sein, um diese Therapie nach der Geräteeinweisung und Funktionsprüfung selbstständig durchzuführen. Versteht eine Frau nicht den Sinn dieser Therapie und/oder die Trainingsweise des Gerätes, dann ist es ungünstig, ihr ein solches Gerät für das Heimtraining zu überlassen.

Grundlagen der allgemeinen Sport- und Trainingslehre

Häufig liegt das Missverständnis vor, dass für die Beckenbodenarbeit ausschließlich das An- und Entspannen der Muskulatur notwendig ist und lediglich die Beckenboden- und beckenumgebenden Muskeln trainiert werden müssen. Das stimmt so nicht. Beim ganzheitlichen Beckenbodentraining sollten zum einen sämtliche uns zur Verfügung stehenden motorische Fähigkeiten bekannt sein und diese in die Gymnastikeinheiten integriert werden. Zum anderen sollten viele weitere Körperzonen mittrainiert werden, um den Muskelaufbau optimal vorzubereiten und auszubauen.

Um die Trainingsabläufe des Bewegungsapparats zu veranschaulichen und den daraus resultierenden Ablauf einer angemessenen Gymnastik abzuleiten, werden im Folgenden kurz die wichtigen Begrifflichkeiten der allgemeinen Sport- und Trainingslehre erläutert.

Motorische Fähigkeiten

Folgende motorische Fähigkeiten stehen uns zur Verfügung:

Konditionelle Fähigkeiten
- Kraft (Maximalkraft, Schnellkraft, Kraftausdauer)
- Beweglichkeit
- Ausdauer
- Schnelligkeit (spielt für unsere Arbeit eine untergeordnete Rolle)

Koordinative Fähigkeiten
- Intramuskuläre Koordination
- Intermuskuläre Koordination

Konditionelle Fähigkeiten

Kraft

Im sportmotorischen Sinne ist Kraft die Fähigkeit der Muskulatur, sich gegen einen Widerstand zu kontrahieren, ohne dass sich Muskelursprung und Muskelansatz annähern (isometrische, beziehungsweise statische Kraftarbeit).

Im Bereich des dynamischen Kraftaufbaus wird die konzentrische (überwindende) von der exzentrischen (nachgebende, bremsende) Kraftarbeit unterschieden.

Darüber hinaus wird die Muskelkraft in Maximalkraft, Schnellkraft und Kraftausdauer unterteilt.

Das Kraftentwicklungsvermögen der **Maximalkraft** ist der höchst willkürlich realisierbare Kraftwert, der gegen einen Widerstand erzeugt werden kann. Vom physiologischen Muskelquerschnitt, aber auch von der willkürlichen Aktivierungsfähigkeit und von der Muskelfaserverteilung hängt im wesentlichen die Größe der Maximalkraft ab. Folgende Begriffe kennzeichnen verschiedene Formen der Maximalkraft: Absolutkraft, Absolute Kraft, Relative Kraft.

Absolutkraft ist das gesamte Potenzial, welches im Muskelquerschnitt angelegt ist, jedoch nicht willkürlich aktiviert werden kann. Die Absolute Kraft hingegen ist die realisierbare maximale Kraft inklusive der durch physische Komponenten freisetzbaren Leistungsreserven. Diese Leistungsreserve liegt bei Untrainierten bei circa 4 bis 6 kp/cm^2 Muskelfläche. Bei Trainierten liegt sie bei 10 kp/cm^2. Unter dem Begriff Relative Kraft wird das Verhältnis zwischen Körpergewicht und Muskelkraft bezeichnet.

Die **Schnellkraft** ist die Fähigkeit, einen möglichst hohen Kraftstoß innerhalb kürzester Zeit zu erreichen. Sie wird neben der Maximalkraft durch zwei hauptsächliche Faktoren beeinflusst: Startkraft und Explosivkraft.

Die Startkraft ist die Fähigkeit, eine möglichst hohe Kraft vom Anfangsmoment der Anspannung in kürzester Zeit zu entwickeln. Die Explosivkraft hingegen ist die Fähigkeit der Muskulatur, einen bereits begonnenen Spannungsanstieg (durch die Startkraft) so bald wie möglich weiter zu entwickeln.

Die **Kraftausdauer** repräsentiert die Widerstandsfähigkeit gegen die Ermüdung bei dynamischer und statischer Muskelarbeit gegen hohe Lasten von mehr als 30 Prozent der Maximalkraft.

Aus sportwissenschaftlicher Sicht wird zur Abgrenzung zum Ausdauerverhalten nur dann von einem Kraftverhalten gesprochen, wenn Krafteinsätze realisiert werden, die größer als 1/3 (circa 30 Prozent) des individuellen maximalen Leistungsvermögens sind. Trainingshinweise hierzu finden Sie weiter unten.

Ausdauer

Viele sehen bei der Vorstellung des Begriffes „Aerobic“ oder „aerobes Ausdauertraining“ springende, überlastete Frauen vor ihrem geistigen Auge. Ein Bild, welches sich aufgrund fehlerhafter, oberflächlicher und unzureichender Informationen sowie aufgrund falsch verstandener Trainingshinweise in die Köpfe vieler Kursleiterinnen eingebrannt hat und womit diese in ihren Stunden - verständlicherweise - nichts anfangen möchten.

Aerobic und aerobes Ausdauertraining hat per definitionem nichts mit Springen oder Hüpfen, beziehungsweise mit einer Belastungsüberschreitung über das angestrebte Niveau zu tun. Diese Begriffe stehen zunächst für bestimmte Stoffkonzentration (wie Laktat, Sauerstoff, ph) im Blut und in den Muskeln. Des weiteren sind sie mit dem Verhältnis der muskulären Belastung während des Trainings in Verbindung zu setzen, mehr nicht!

Die Ausdauer beziehungsweise Ausdauerleistung kann salopp ausgedrückt als „Ermüdungswiderstandsfähigkeit" bezeichnet werden. Die Ausdauer ist die Fähigkeit, eine bestimmte Belastung - die kleiner als 1/3 des individuellen maximalen Leistungsvermögens ist - ohne Ermüdung über einen möglichst langen Zeitraum aushalten zu können.

Ausdauer wird zum einen unter dem Gesichtspunkt des Anteils der beteiligten Muskulatur betrachtet: Von allgemeiner Ausdauer spricht man, wenn bei der Belastung mehr als 1/6 der gesamten Körpermuskulatur beansprucht wird. Von lokaler Ausdauer wird gesprochen, wenn bei der Belastung weniger als 1/6 beansprucht wird.

Weiterhin wird Ausdauer nach dem Aspekt der muskulären Energiebereitstellung definiert: Aerobe Ausdauer bedeutet, dass sich der Sauerstoffbedarf und die Sauerstoffaufnahme bei der Ausdauerleistung im Gleichgewicht halten (Oxidative Energiegewinnung). Von anaerober Ausdauer wird gesprochen, wenn der Sauerstoffbedarf höher ist als die Sauerstoffaufnahme. Hier entsteht eine „Sauerstoffschuld" (Anoxidative Energiegewinnung).

Beweglichkeit

Die Beweglichkeit definiert die Fähigkeit, in den Gelenken bestimmte Bewegungen bis zu den natürlichen funktionellen Grenzen ausführen zu können. Auch sie wird im sportmotorischen Sinne von verschiedenen Komponenten beeinflusst: Die Gelenkigkeit ist abhängig von der Art und der Struktur des jeweiligen Gelenkes. Die Dehnfähigkeit ist abhängig von den umliegenden Muskeln, Bändern, Sehnen und der jeweiligen Gelenkkapsel.

Nicht nur die Gelenkigkeit und Dehnfähigkeit, sondern auch die Anhaltspunkte Alter, Temperatur, Geschlecht, Zykluszeitpunkt, physische und psychische Ermüdung, Abnutzung der Gelenke (Beispiel Arthrosen) und weitere Erkrankungen und Faktoren beeinflussen die Beweglichkeit.

Obgleich aus sportmedizinischer und sportmotorischer Sicht ein Gelenk nur dann optimal funktionsfähig ist, wenn ein ausbalanciertes Verhältnis zwischen Kontraktion und Entspannung sowie der Funktionsfähigkeit der bindegewebigen Strukturen von Sehnen, Bändern, und Gelenkkapsel besteht, ist bei der Anleitung unseres Klientels Vorsicht geboten, denn:

Sämtliche Gelenke von Schwangeren und von Frauen in der Rückbildung sind aufgrund der schwangerschaftsbedingten Hormonauflockerung instabil und eher „überbeweglich“. Wird in diesen Zeiten zu intensiv oder über die funktionellen Grenzen hinweg gedehnt, können sich unnötige Überdehnungen, erhebliche Gelenkveränderungen und Gelenkverletzungen entwickeln, die gegebenenfalls irreparabel bleiben.

Weiterhin sollte ein besonderes Augenmerk auf die „reiferen Jahrgänge“ und auf die Frauen gelegt werden, die aufgrund einer Gewebs- oder Knochenerkrankung in der Bewegung eingeschränkt sind. Auch hier ist in der Anleitung auf vorsichtiges Vorgehen zu achten.

Werden Gelenke jedoch nicht optimal gedehnt (aber auch nicht genügend gekräftigt und gelockert), können sich folgende negative Veränderungen einstellen:
- Verminderte Belastbarkeit von Sehnen, Muskeln und des jeweiligen Gelenkapparates
- Entstehung von Haltungsfehlern, Muskeldysbalancen (Verkürzungen, Überstreckungen)
- Störungen der arthromuskulären Balance
- Verspannungen, Schmerzen und generell ungünstige Konsequenzen auf den gesamten Bewegungsapparat.

Direkt betroffen von nicht ausreichendem Beweglichkeitstraining sind in erster Linie die serienelastischen kollagenen Strukturen der Muskulatur (Muskelhüllen), die kraftübertragenden Konnektivgewebe (Sehnen) und die gelenkstabilisierenden Strukturen (Bänder, Kapseln). Die direkte Sarkomerverkürzung im Muskel wird auf wissenschaftlicher Seite bislang kritisch diskutiert.

Koordinative Fähigkeiten

Intra- und intermuskuläre Koordination

Intramuskuläre Koordination steht für den Auf- und Ausbau des Koordinationsvermögens im Muskelgewebe. Die intermuskuläre Koordination steht für den Auf- und Ausbau der Koordinationsfähigkeit der einzelnen Muskeln untereinander. Durch regelmäßiges Sporttraining kann sich die Koordinationsfähigkeit in beiden Bereichen entwickeln und ausbauen.

Koordination kann sehr gut mit einem Training geschult werden, welches über die Diagonale geht. Hier bieten sich Übungen an, die beispielsweise gleichzeitig das rechte Bein und den linken Arm, oder gleichzeitig den rechten Fuß und die linke Hand arbeiten lassen. Auch sind spielerische Koordinationsübungen beliebt, in denen die linke Hand den Bauch kreisend massiert und die rechte Hand den Oberkopf vorsichtig abklopft. Hier sollte Ihrer Fantasie keine Grenze gesetzt werden. Koordinationsübungen und Spiele werden am besten an den Anfang oder zum Abschluss einer Gymnastikeinheit eingebaut und machen mit der entsprechenden Motivation auch richtig Spaß.

Viele Frauen schämen sich jedoch aufgrund ihrer mangelnden Koordinationsfähigkeit. Das erkenne ich oftmals bei Frauen, die zum Beispiel zu Beginn eines Kurses kein Interesse an tänzerischen Elementen im Aufwärmteil zeigen. Erfreulicherweise erlebe ich jedoch in jedem Kurs, dass mit zunehmender Kursdauer die Motivation zur Koordinationsschulung wächst. Für mich ein Zeichen, dass sehr viel erreicht werden kann, wenn ein Mensch über die entsprechende Motivation verfügt und positive Bestärkung durch die Kursleitung und die Gruppe erfährt. Ich folge bei meinen Anleitungen den Schritten der motorischen Lernprozesse; das heißt, ich beginne mit simpelsten Übungen, lasse den Frauen ausreichend Zeit, um die Übungen zu verinnerlichen, baue dann anspruchsvollere Abfolgen ein und stelle ihnen zum Schluss komplizierte Übungen und komplexe Bewegungsabläufe vor.

Die Gründe für koordinative Schwächen sind mannigfaltig und haben bei unserer Klientel selten etwas mit intellektuellen Problemen zu tun. Die Koordination unterliegt neuromuskulären Steuerungsprozessen, die über das Gehirn geleitet werden. Diese Prozesse sind sehr unterschiedlich entwickelt und haben nicht nur etwas mit dem Training, sondern auch viel mit Talent und Veranlagung zu tun. Sicherlich kennen auch Sie Menschen, die nicht in der Lage sind, einen Tanz zu koordinieren und sicherlich haben Sie auch schon Mädchen und Jungen gesehen, die ohne Training über ein sehr ausgeprägtes Koordinations- und Tanztalent verfügen.

Mit zunehmender Koordinationsfähigkeit wird gleichzeitig das Reaktionsvermögen geschult. Das Koordinations- und Reaktionsvermögen ist bei Frauen in der zunehmenden Schwangerschaft durch hormonelle Veränderungen um circa zehn Prozent gedrosselt und in der Rückbildungszeit noch leicht verzögert. Deshalb bietet sich gerade für Schwangere, Wöchnerinnen und Rückbildungsfrauen eine ausgeprägte Koordinationsschulung an.

Trainingsmethoden

Die Wissenschaft befindet sich in ständigem Fluss, die folgenden Informationen entsprechen dem derzeit aktuellen Wissensstand. Es wird immer wieder neue Untersuchungen geben, die nachfolgende Empfehlungen in Frage stellen werden.

Methoden des Krafttrainings

Eine Kursleiterin sollte wissen, mit welcher Kontraktionsanleitung sie welche Effekte für den Kraftaufbau der jeweils beanspruchten Muskulatur erreichen kann. Die Empfehlungen sind allgemein nach dem klassischen Ansatz der Trainingslehre festgelegt, für das ausschließliche Beckenbodentraining jedoch nicht optimal nachzuprüfen; es sei denn, Sie arbeiten mit einem EMG-Gerät, das die Beckenbodenkontraktion ermittelt.

In der Tabelle finden Sie eine gute Orientierung, vor allem wenn Sie Schnelligkeit, Kraft und die Ausdauer differenziert austrainieren wollen, um sämtliche Muskelpotenziale auszuschöpfen.

Klassischer Ansatz der Trainingslehre

	Trainingsmerkmal Maximalkraft	Trainingsmerkmal Schnellkraft	Trainingsmerkmal Kraftausdauer
Belastungsbereich	75 - 100 Prozent der persönlichen Maximalleistung	50 - 70 Prozent der persönlichen Maximalleistung	25 - 50 Prozent der persönlichen Maximalleistung
„Wiederholungszahl" Anzahl der Wiederholung jeder einzelnen Übung	1 - 6	6 - 10	20 bis über 30
„Satzzahl" Häufigkeit, wie oft diese Übung in dieser Anzahl noch einmal wiederholt werden sollte	5 - 8	4 - 6	3 - 5
Pausen zwischen den „Sätzen"	2 - 5 Minuten	1 - 4 Minuten	30 Sekunden

Trainingsmethoden nach Bührle/Schmidtbleicher

Die Wissenschaftler Bührle und Schmidtbleicher konnten nachweisen, dass die Maximalkraft sowohl einen erheblichen Einfluss auf die Schnellkraft, als auch auf die Kraftausdauer hat. Die Maximalkraft nimmt ihren Studien zufolge eine dominante Stellung ein.

1. **Empfehlung zu submaximalen Krafteinsätzen bis zur Erschöpfung**
   Diese Methode führt zu einer Vergrößerung des Muskelquerschnittes und stimuliert hauptsächlich in den letzten Wiederholungen der Sätze, denn durch die fortgeschrittene Ermüdung wird der vorher nicht maximale zu einem maximalen Reiz entwickelt.
2. **Kurzzeitige maximale Kontraktionen zur Verbesserung der willkürlichen Aktivierungsfähigkeit**

Durch diese Trainingsmethode soll der Muskel lernen, möglichst viele Muskelfasern gleichzeitig an der Kontraktion zu beteiligen, um sich gut zu entwickeln. Hierbei muss der zu trainierende Muskel immer und immer wieder mit höchster Intensität aktiviert werden, wobei nur wenige Wiederholungen pro Satz bei maximaler Reizintensität durchgeführt werden. Durch die Verbesserung der intramuskulären Koordination wird ein Kraftzuwachs erreicht, eine Muskelhypertrophie jedoch nicht.

Pyramidentraining

Eine weitere Trainingsempfehlung, die ich Ihnen vorstelle, wird als „Pyramidentraining" beschrieben. Dieses wird der Methode der submaximalen Krafteinsätze zugeordnet. Interessant ist hier die ständige Veränderung der Belastung bei gleichzeitiger Veränderung der Wiederholungszahl.

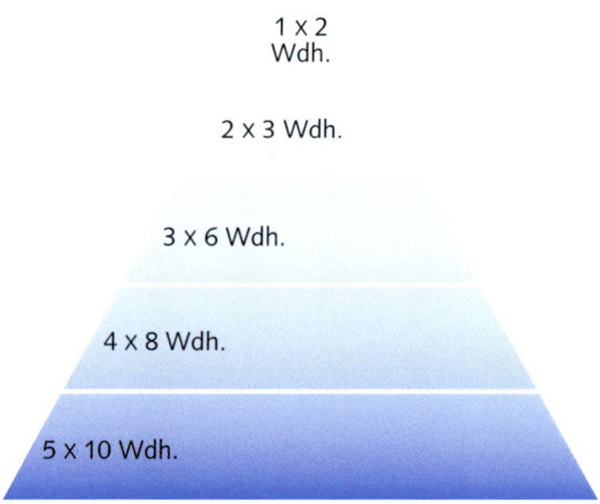

Abb. 3: Normale Pyramide

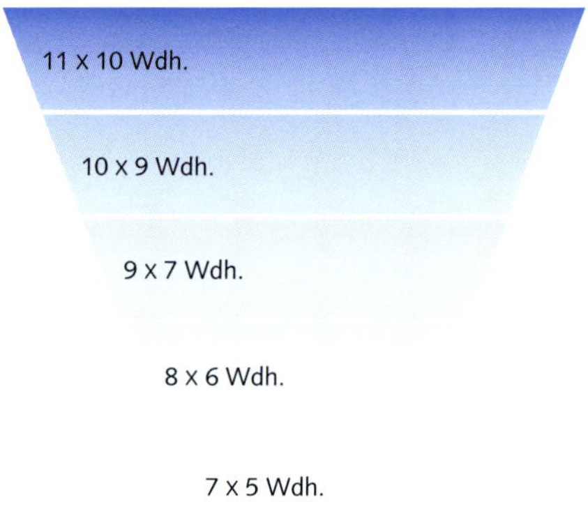

Abb. 4: Abgestumpfte Pyramide

Die Maximalkraftsteigerung im Sinne der Steigerung der intramuskulären Koordination wird hier mit der Methode erreicht, dass die Wiederholungszahlen nicht über vier bis fünf hinausgehen. Dies wird als „normale Pyramide" dargestellt (siehe Abb. 3).

Die Kraftausdauer kann trainiert werden, wenn maximale Intensitäten weggelassen werden und hohe Wiederholungszahlen gewählt werden. Das zeigt sich in Form eines „Pyramidenstumpfes" (siehe Abb. 4).

Mit der Methode der progressiven und regressiven Belastung wird zunächst eine aufsteigende, später eine absteigende Belastung entwickelt. Sie werden als zwei „Pyramidenstümpfe" dargestellt (siehe Abb. 5), die mit der Spitze aneinander trainiert werden. Eine Hypertrophie wird durch die Betonung der Basiswiederholungszahlen (zehn bis zwölf) erreicht.

Bislang wurde von wissenschaftlicher Seite postuliert, dass die Fettverbrennung am effektivsten durch langanhaltendes Ausdauertraining ab circa 30 Minuten gewährleistet werden kann. Neueren Studien zufolge stimmt das nicht. Der Ernährungswissenschaftler und Krafttrainer Hermann Korte konnte in seiner Studie „Sport und Fettverbrennung“ (2001) belegen, dass nicht das Ausdauertraining, sondern das regelmäßige Training mit Gewichten den erwünschten Effekt maximiert und dass der Körper in etwa 23 Stunden nach dem Training mehr Fett verbrennt, als zum Beispiel nach einem Ausdauerlauf oder einer Aerobic-Stunde. Er fand die Lösung in der Erhöhung des Grundumsatzes, der sich durch regelmäßiges Training mit eben diesen Gewichten (auch eigenem Körpergewicht) erhöht.

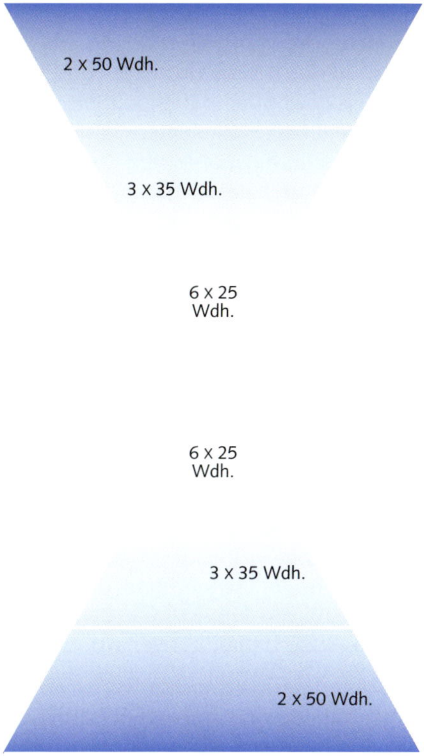

Abb. 5: Doppelte Pyramide
Quelle: Scheer, Wolfgang, Seminarskript 3 zu „Let's move“, Konstanz 2001

Exkurs: Kleine Muskelanatomie

Weiterhin kann die Muskulatur durch Ausnutzung spezieller anatomischer Bedingungen und durch das Variieren der Muskelhaltearbeit entwickelt werden. Folgende exemplarische Erläuterungen zur „Muskelanatomie“ eines mehrgelenkigen Muskels und zur Muskelhaltearbeit sollen Hintergrundwissen schaffen.

Wenn ein Muskel über ein oder mehrere Gelenke zieht, wird von einem ein- beziehungsweise mehrgelenkigen Muskel gesprochen. Führen Sie Übungen aus, die über ein Gelenk gehen, werden Sie aller Wahrscheinlichkeit nach isolierte Übungen durchführen. Gehen diese Übungen über mehrere Gelenke, sind es mehr oder weniger „Muskelkettenübungen“.

Die eingelenkigen Muskelanteile des M. quadriceps femoris zum Beispiel können nur die Extension (Streckung) des Kniegelenkes bewirken, da sie ihren Ursprung und Ansatz über dem Kniegelenk liegen haben. Der vierte Anteil des M. quadriceps femoris (M. rectus femoris) führt über zwei Gelenke, nämlich über das Hüft- und Kniegelenk, so dass dieser Anteil des Muskels sowohl eine Beugung des Hüftgelenkes, als auch eine Streckung des Kniegelenkes mitsteuern kann. Diese Bewegungen können im übrigen nur in einem harmonischen Zusammenspiel verschiedener Muskeln und Muskelgruppen geschehen.

Um die Muskelarbeitseffekte noch weiter zu optimieren, können Sie die Muskeln statisch, konzentrisch (das heißt dynamisch), exzentrisch, isotonisch und auxotonisch aufarbeiten. In der „reinen" Beckenbodenarbeit ist die Durchführung einiger Muskelarbeitsweisen jedoch nicht möglich, da es sich um Hub-, Zug- und Widerstandskräfte handelt, die bei einem gelenkig verbundenen Muskel ohne weiteres trainiert werden können, und bekanntlich haben wir keine Gelenke im Beckenboden.

Methoden des Ausdauertrainings

Da das hier vorgestellte Konzept „Ganzheitliche Beckenbodenschule und Beckenbodengymnastik" präventive und rehabilitative Aspekte beinhaltet, stelle ich Ihnen die Methodik des Ausdauertrainings anhand des Sportbereiches „Cardio-Fitness" vor, denn dieser Bereich berücksichtigt die präventiven und rehabilitativen Kriterien des Trainings.

Die Zielsetzung der Ausdauer lässt sich zumeist durch die Kombination der ersten beiden nachfolgend beschriebenen Trainingsmethoden erreichen, die sinnvoll ausgewählt und in der richtigen Mischung und Reihenfolge angewendet werden sollten. Jede der nachfolgenden Methode führt zu spezifischen Anpassungserscheinungen im Organismus.

In der Trainingslehre werden allgemein vier verschiedene Grundmethoden definiert:

1. Dauermethode
2. Extensive Intervallmethode (geringe Belastungsintensität und kürzere Pausen)
   Intensive Intervallmethode (höhere Belastungsintensität und längere Pausen)
3. Wiederholungsmethode
4. Wettkampfmethode

Wegen der hohen Belastungsintensität sind die Wiederholungs- und Wettkampfmethode für „normale Gymnastikteilnehmerinnen" nicht geeignet und von geringem Nutzen. Diese Methoden werden im Kraft- und Hochleistungssport eingesetzt. Auch die intensive Intervallmethode, also eine höhere Belastungsintensität und längere Pausen, entfällt für unser Klientel.

Innerhalb eines gesundheits- und präventiv orientierten Trainings sollte die Dauermethode - ähnlich wie die extensive Intervallmethode - im Vordergrund stehen, da sie eine nahezu pausenlose Aneinanderreihung einfacher Übungen darstellt. Dies ermöglicht die größte Anpassung und Verbesserung der Muskelarbeit.

Trainingspensum

Allgemein wird ein zwei- bis dreimaliges Trainingspensum pro Woche im individuellen idealen Trainingsbereich empfohlen, um angemessene Superkompensationsmechanismen (siehe unten) auszuschöpfen.

Da einige Kursteilnehmerinnen gerne ein wenig Fett verbrennen und andere möglicherweise auch ein wenig für die Herzausdauerleistung tun möchten, können Sie Ihr Training an unten angegebene Empfehlungen orientieren.

Faustregel für die maximale Trainingsherzfrequenz:

220 Herzschläge/Minute minus	Lebensalter bei gut trainierten Personen
200 Herzschläge/Minute minus	Lebensalter bei weniger gut trainierten Personen
180 Herzschläge/Minute minus	Lebensalter bei nicht gut trainierten Personen

Mit diesen Anhaltszahlen können Sie die nachfolgend angegebenen Frequenzen errechnen.

Faustregel für die individuelle, ideale Trainingsherzfrequenz:
60 - 70 Prozent der maximalen Trainingsfrequenz („Fettburner- Frequenz“)
70 - 85 Prozent der maximalen Trainingsfrequenz („Cardioprotektive-Frequenz“)

Individuelle maximale und ideale Herzfrequenzen

Da wir unser Klientel nicht ausschließlich aus dem Kreis der jungen Mütter, sondern möglicherweise auch aus den „reiferen Jahrgängen“ beziehen, möchte ich Ihnen mit der Tabelle auf Seite 64 eine weitere Empfehlung an die Hand geben, die sich am Lebensalter der üblicherweise am Kurs beteiligten Frauen ohne schwerwiegende Erkrankungen orientiert.

Die Tabelle schafft einen Überblick über die altersgerechte maximale Herzfrequenz und die entsprechende Reduzierung in Richtung individuelle ideale Herzfrequenzbestimmung.

Alter	Max. Hf Schläge/ Min.	60 % max. Hf Schläge/ Min.	65 % max. Hf Schläge/ Min.	70 % max. Hf Schläge/ Min.	75 % max. Hf Schläge/ Min.	80 % max. Hf Schläge/ Min.	85 % max. Hf Schläge/ Min.
20	200	120	130	140	150	160	170
25	195	117	127	137	146	156	166
30	190	114	124	133	143	152	162
35	185	111	120	130	139	148	157
40	180	108	117	126	135	144	153
45	175	105	114	123	131	140	149
50	170	102	111	119	128	136	145
55	165	99	107	116	124	132	140
60	160	96	104	112	120	128	136
65	155	93	101	109	116	124	132
70	150	90	98	105	113	120	128

Die Besonderheiten unserer Klientel sollten wir im Auge behalten. Generell gelten folgende Vorsichtsmaßnahmen:

- In der Schwangerschaft können sich durch überlastende Trainingseinheiten Sauerstoffmangelsyndrome für die Mutter und das Ungeborene entwickeln. Es ist nicht auszuschließen, dass die Mutter das Mangelsyndrom des Kindes nicht spürt.
- In der Stillzeit können sich durch den „Fettburner-Effekt“ möglicherweise toxinhaltige Depotfette aus dem mütterlichen Gewebe lösen, die ungefiltert in die Muttermilch übergehen.
- Schwangere und Stillende werden durch eine Überlastung zudem erhöhte Stoffkonzentrationen im Blut (siehe oben) ausschütten, die nicht gewollt sein dürfen.
  Deshalb: Schwangere und Frauen, die in der Rückbildungsgymnastik noch stillen, sollten den maximalen Wert der Herzfrequenz von 140 Schlägen/ Minute nicht überschreiten und nicht länger als eine viertel Stunde in diesem Bereich arbeiten!
- Frauen mit Herzproblemen und weiteren Erkrankungen sollten sich von der Ärztin vorab die Unbedenklichkeit zum Training bescheinigen lassen.

Methoden des Beweglichkeitstrainings

Die Beweglichkeit des Körpers ist im Sportbereich nur durch die Verbesserung der ganzkörperlichen Gelenkigkeit und Dehnfähigkeit zu beeinflussen. Wenn kein Sport ausgeübt wird, resultieren Muskel-, Band- und Sehnenverkürzungen aus Fehlhaltungen und einseitigen Belastungen. „Falsches Training“, aber auch situative psychische Bedingungen behindern ebenso die volle Ausnutzung der Kraft, Ausdauer, Schnelligkeit und Koordination. Hierzu sind die Ergebnisse einiger Wissenschaftler aus der Schweiz und aus Schweden interessant, die herausgefunden haben, dass die „organischen“ Ursachen vieler Rückenbeschwerden nicht unbedingt in der Wirbelsäule, sondern in einer Hüftbeugerverkürzung zu suchen sind; regelmäßige Iliopsoasdehnungen (Dehnung des Muskelverbands der Oberschenkelrückseite) heilten die angesprochenen therapieresistenten Beschwerden ihrer Klientinnen.

Eine optimal gedehnte Muskulatur verhilft dem Körper zu einer verbesserten Stoffwechsellage, zum verbesserten koordinativen Verhalten, zur Schonung der Gelenke und zur Minimierung des Verletzungsrisikos („Gewebeschutz“) wie zum Beispiel Zerrungen und Risse im Muskel- und Bandapparat. Sie sind seltener von Überlastungssyndromen (zum Beispiel Tennisarm, Fußballerleiste) betroffen. Muskelverkürzungen zeigen sich durch Verspannungsschmerzen zum Beispiel im Hals-Nackenbereich, in der LWS-Region, in der Leistengegend, aber auch durch Bein- und Fußschmerzen. Ebenso weisen auffällige Gehtechniken und muskuläre Asymmetrien (Rechts-Linksvergleich) auf Muskelverspannungen und Verkürzungen hin. Aus den vorgenannten Gründen sollten diverse Kraft- und Dehnübungen durchgeführt werden. Darüber hinaus sollte jedes tangierte Gelenk „freigedehnt“ werden, denn ein blockiertes Gelenk muss höhere Belastungen auffangen, als ein frei bewegliches und muskelentspanntes Gelenk. Auch in diesem Bereich wurden unterschiedliche Methoden und Ansätze entwickelt. Generell wird die aktive von der passiven Dehnmethode unterschieden:

Aktive Dehnmethode:	Sie wird durch die Kontraktion des jeweiligen Antagonisten ausgelöst.
Passive Dehnmethode:	Sie wird - vereinfacht ausgedrückt - durch „entspannendes Hängenlassen“ der jeweiligen Muskulatur ausgelöst, während zum Beispiel ein Partner, die Schwerkraft oder Zugkraft anderer Muskeln auf den zu dehnenden Muskel wirkt.

Passive Dehntechniken sind effektiver als aktive.

Differenzierung der Dehntechniken

Im sportwissenschaftlichen Bereich werden mehrere Dehntechniken definiert. Die Zuordnung und Benennung einzelner Dehntechniken fällt nach wie vor schwer.

Nachfolgend finden Sie exemplarisch drei Dehntechniken, die mit ihren Vor- und Nachteilen beschrieben sind.

	Ballistisches Dehnen (aktiv und passiv)	Passiv-statisches Dehnen	„PNF“ (Propriozeptive neuromuskuläre Fazilitation)
Art der Dehnung	Es wird eine Dehnposition eingenommen, bei der immer wieder leicht und weich nachgefedert wird.	Ein Muskel wird im Entspannungszustand gedehnt, zum Beispiel in der Partnerübung. Eine Frau liegt auf dem Rücken, die andere Frau nimmt ein völlig entspanntes Bein an und dehnt es so lange in Richtung Oberkörper, bis die zu entspannende Frau sagt, dass die Grenze erreicht ist.	Kontinuierliches Wechselspiel von passiver Dehnung und manueller Reizung, aktiver Anspannung und gegebenenfalls Richtungswechsel zwischen Behandelter und Behandelnder!
Vorteile	Im Pre-Stretch (Erwärmungsphase): • fördert koordinative, komplexe, explosive Fähigkeiten • fördert die intra- und intermuskuläre Koordination • hat keinen leistungsreduzierenden Entspannungseffekt • hält die gewünschte Kreislaufaktivität aufrecht Im Post-Stretch (Abwärmphase): • durch Verbesserung der kapillären Durchblutung fördert diese Dehnung die lokale muskuläre Regeneration	Allgemein: • geringe Verletzungsgefahr • einfach durchführbar • für Anfängerinnen und in Gruppen gut durchführbar • garantiert gute und effektive Entspannung durch die Parasympathicus-Aktivierung	• bei krankhaften Muskelverkürzungen besteht die Tendenz zur überlegenen Wirksamkeit in der Beweglichkeitsverbesserung • trainiert Agonist und Antagonist • schult ausgeprägt das Körperbewusstsein • besonders gut als Partnerinnenarbeit oder Einzelanwendung durchführbar

	Ballistisches Dehnen (aktiv und passiv)	Passiv-statisches Dehnen	„PNF“ (Propriozeptive neuromuskuläre Fazilitation)
Nachteile	• hohe Verletzungsgefahr bei passiv-statischen ballistischen Dehntechniken (äußere Kräfte können hochamplitudige und reißende Bewegungen einwirken lassen) • durch das Fehlen allgemeiner, auch psychischer, Entspannungseffekte ist keine allgemeine Regeneration zu erwarten	Im Pre-Stretch (Erwärmungsphase): • starker Abfall der Kreislaufaktivierung • Leistungsreduktion durch hohe Entspannung Im Post-Stretch (Abwärmphase): • durch langes Halten der Dehnposition Drosselung der kapillären Durchblutung und Verschlechterung der lokalen muskulären Regeneration • fördert nicht die intra- und intermuskuläre Koordination • kein Training der antagonistischen Muskulatur	• erfordert ausgeprägte Konzentration • setzt anatomisches Wissen und gute Körperkontrolle voraus • sehr komplex • wirkt durch intellektuelle Anspannung nicht wirklich entspannend • hoher Kontrollaufwand der Kursleitung
Allgemeines	• diese Dehntechnik wird in der Forschung kontrovers diskutiert	• gutes Entspannungsdehnen	• gutes Entspannungsdehnen nach Erlernen der Vorgehensweise
Tipp	• nur für Trainierende mit gutem Körpergefühl anbieten • eher weiches und gefühlvolles (aktiv-dynamisches) Dehnen, als passiv und manchmal eher hartes Dehnen	• Pre- und Post-Stretch: auf kurze, max. 20 Sekunden, anhaltende Dehnung achten • intermittierende Techniken einarbeiten. Beispiel: Wechsel von Dehnung und Dehnpause in schneller Folge • Beispielzeit: 6 x 10 Sekunden Stretch	• nur in Kleingruppen durchführen, angenehm in der Geburtsvorbereitung als Partnerarbeit

Um effektiv dehnen zu können, ist das Wissen um Methoden und Techniken und deren unterschiedlicher Umsetzungen interessant. Diese beschäftigen sich mit der Ausschöpfung größtmöglicher Beweglichkeitsverbesserung, um den größtmöglichen Benefit für Muskeln und weitere Gewebestrukturen zu erlangen.

Dehntechniken sind unter anderem von folgenden Faktoren abhängig: Leistungszustand, Trainingsalter, Intensität der sportlichen Belastung, Alter, Geschlecht, Trainingsziel. Weiterhin: Wozu möchte ich das Dehnen einsetzen? Zum Aufwärmen, zum Abwärmen, zur Entspannung?

Trotz aller Beschreibungen scheint es von wissenschaftlicher Seite bis heute nicht eindeutig geklärt, welche Dehntechnik nun „die Beste" ist. Deshalb mein Vorschlag für Sie: Nutzen Sie Ihren Erfahrungsreichtum, betrachten Sie die Techniken differenziert und wenden Sie sie nach individuellen Kriterien an.

So ungenau wie die Angaben über „die beste Dehntechnik", sind die wissenschaftlichen Angaben zur Häufigkeit und den „Dehnzeiten". Generell kann je nach Ziel und Methode empfohlen werden:

Statische Dehntechniken: 2 bis 3 Wiederholungen von jeweils circa 30 bis 40 Sekunden.

Dynamische Dehntechniken: 10 bis 20 Wiederholungen von jeweils circa 15 bis 30 Sekunden.

Meine besten Erfahrungen habe ich mit folgenden Vorgehensweisen gemacht: Im Dehnteil der Erwärmungsphase nutze ich sowohl statische-aktive als auch dynamische Elemente, um sowohl diverse Dehnimpulse zu geben, als auch den Kreislauf „auf Trab" zu halten. Im Schwerpunktabschluss nutze ich eher statische-passive Halteübungen.

Ist mein Ziel beispielsweise eine reine Entspannungsstunde, so nutze ich in der ersten Zeit aktive/dynamische Dehnübungen und gehe später zu passiven/statischen Übungen über, um den Körper immer weiter zu entspannen und zu beruhigen.

Superkompensationsmechanismen

Der Superkompensationsmechanismus befasst sich mit der Beschreibung der Belastungs- und Erholungsphasen der Muskulatur und mit den zeitlichen Empfehlungen für aufbauende Trainingsreize. Der sportbiologische Hintergrund zu diesen Mechanismen ist das Phänomen der körperlichen Anpassung auf äußere und innere Reize.

Glücklicherweise hat die Natur vorgesehen, dass sich Lebewesen verschiedenen Umweltbedingungen (Reizen) anpassen können. Dieses Wechselspiel von organischer Form und Funktion bildet auch die sportbiologische Grundlage der Trainingslehre, denn ein gezieltes Training mit „überschwelligen Reizen" (siehe unten) verändert die Körperform, zieht eine Volumenzunahme nach sich und fördert die Leistungs- und Kraftfähigkeit.

Muskuläre Anforderungen sollten in einem angemessenen Verhältnis zur Leistungsfähigkeit stehen und sich zunehmend steigern. Das führt jedoch dazu, dass die Reize (Intensität, Dauer) im Laufe der Zeit gesteigert werden müssen, um einen nachhaltigen Effekt erreichen zu können. Interessant hierzu ist die Beobachtung, dass „Anfängerinnen" ihr Leistungsniveau schneller und höher entwickeln können als Frauen auf sehr hohem Niveau. Dieses Prinzip entspricht dem der Superkompensation und kann folgendermaßen erklärt werden:

Superkompensation ist das sportbiologische Phänomen der Anpassung und Adaptation, zieht eine organische und funktionelle Umstellung des Organismus nach sich und ist die grundlegende Voraussetzung für eine Leistungsverbesserung im Sportbereich. Sie wird durch eine innere oder äußere Anforderung (Reiz) ausgelöst und passt den Organismus einer zukünftig ähnlichen Belastungsbewältigungen mit ähnlichem Niveau an.

Was passiert konkret? Generell nimmt die sportliche Leistungsfähigkeit nach einem Training ab (Ermüdung). Es folgt eine anschließende Regeneration (Trainingspause), welche das ursprüngliche Anfangsniveau des Muskels zunächst wiederherstellt. Waren die gesetzten Reize „überschwellig" (siehe

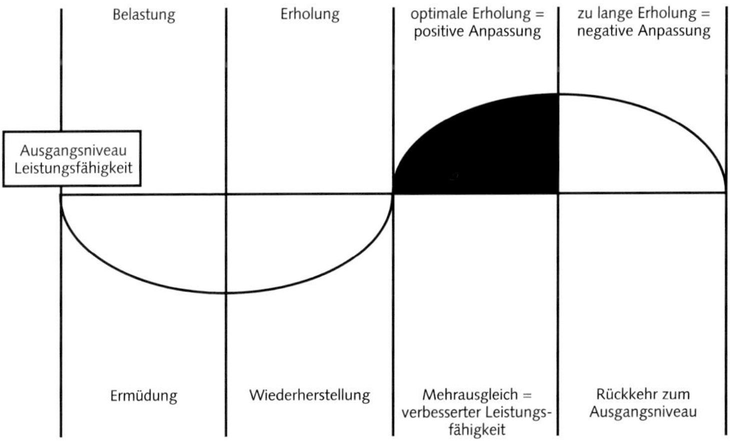

Abb 6: Superkompensation: Verlauf der Muskelbelastung, Erholung und positiven Anpassung im Trainingsprozess

unten), ergibt sich eine Erhöhung der Leistungsfähigkeit, die über das Ursprungsniveau hinausgeht. Dieses konkrete Phänomen wird als Superkompensation bezeichnet. Waren die Trainingsreize zu gering, oder folgen nach einer bestimmten Zeitspanne keine weiteren Reize, findet keine Superkompensation statt und der Muskel bleibt in seinem Anfangsniveau.

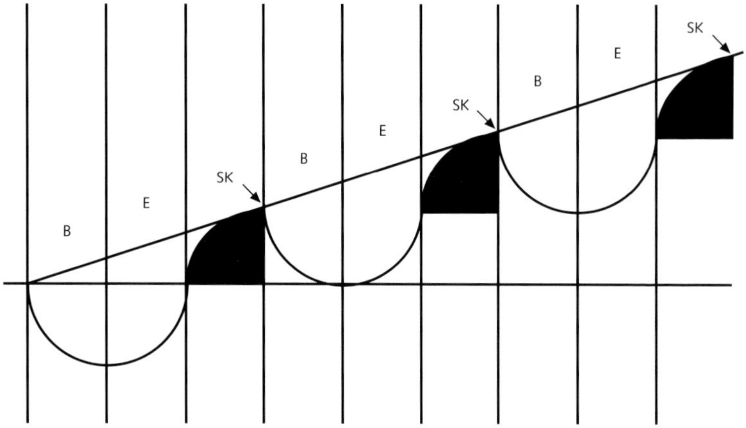

Abb. 7: Optimaler Verlauf der Superkompensation: Am Punkt der höchsten Anpassung erfolgt die nächste Trainingseinheit.
B: Belastung/Trainingseinheit; E: Erholung/Trainingspause; SK: Superkompensation
⟶ Punkt der höchsten Anpassung/Superkompensation

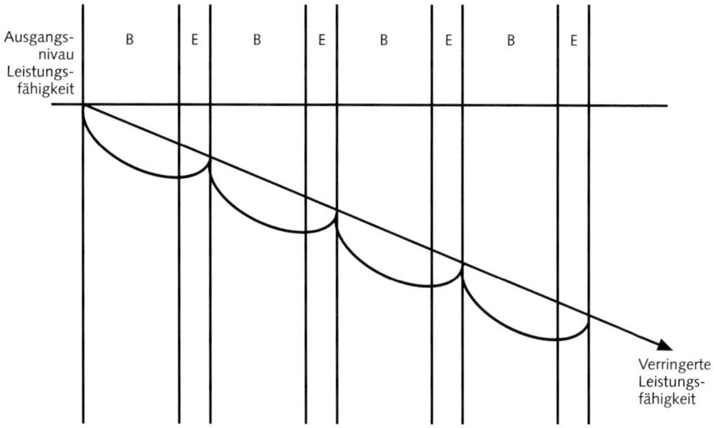

Abb. 8: „Übertraining“, übermäßige jedoch auch unterschwellige Trainingsreize: Verringerung der sportlichen Leistungsfähigkeit durch zu rasch aufeinanderfolgende oder fehlende Trainingsbelastungen
Quelle: Scheer, Wolfgang, Seminarskript 3 zu „Let's move“, Konstanz 2001

Trainingswirksame Reize
Die notwendige Reizhöhe hängt a priori vom Leistungsniveau ab und wird nach folgenden Belastungsdosierungsmerkmalen klassifiziert:

Fehlende Trainingsreize	Funktion der Muskulatur ist gestoppt. Folge: Immobilisation, Atrophie
Unterschwellige Trainingsreize	Bestehende Funktionen verschlechtern sich. Folge: Atrophie
Normale Trainingsreize	Erhalt der Funktionen. Folge: Stagnation der Prozesse
Überschwellige Trainingsreize	Funktionsverbesserung, optimales Niveau
Übermäßige Trainingsreize	Verminderung der Funktionen, „Übertraining", Leistungsverminderung

Leistungsbereiche
Allgemeine Empfehlungen, die der persönlichen Leistungsfähigkeit (in Prozent der eigenen maximalen Leistungsfähigkeit) angepasst sind.

Die anpassungseffizienten Trainingsreize liegen bei etwa:

60 - 80 Prozent:	mittel- bis hochüberschwellige Reize
40 - 60 Prozent:	leicht überschwellige Reize
20 - 30 Prozent:	normale Reize

Prinzipien aus der Trainingslehre
Mit den folgenden Informationen erleichtern Sie sich Ihre Trainingsplanung und -steuerung. Andererseits haben Sie die Möglichkeit, Über- beziehungsweise Unterbelastungen zu erkennen.

Ansteigende Belastungen: Zwischen Belastung, Regeneration und Leistungssteigerung bestehen gesetzmäßige Beziehungen. Wie vorher schon angedeutet, müssen sich die überschwelligen Reize für eine erhöhte Leistungsentwicklung „nach oben hin" steigern. Bleibt das Training konstant, wird lediglich das aktuelle Niveau erhalten.

Prinzip der Variation: Aus Gründen der Motivationsförderung und der Erhöhung der Trainingserfolge sollten Programme variiert und Zeiten sowie Methoden von Zeit zu Zeit geändert werden.

Prinzip der Periodisierung: Keine „Langzeitteilnehmerin" Ihrer Kurse kann das ganze Jahr über in voller Kraft arbeiten. Durch den periodischen Wechsel von Be- und Entlastung, Umfangserhöhung und Umfangsreduzierung, aber auch durch den Wechsel der Intensität kann die

Leistungsfähigkeit optimal getimt werden. Hierzu lassen sich gute Konzepte zur Trainingsplanung und -steuerung entwickeln.

Optimale Relation von Belastung und Erholung: Es sollte eine Differenzierung nach Altersklassen, Leistungsstufen und Geschlecht vorgenommen werden. Weiterhin ist zu berücksichtigen, dass biologisch-physiologische und psychologische Anpassungserscheinungen zu beachten und zu beobachten sind, um dem Grundsatz der Gesundheitsförderung gerecht zu werden.

Regelmäßigkeit und Disziplin: Nur durch ein mittel- bis langfristiges Training ergeben sich tiefgreifende Veränderungen und Anpassungsprozesse.

Leistungsgrenzen

Unter normalen Umständen kann eine trainierte Person dem Körper - selbst bei größter Motivation und Disziplin - maximal „nur" circa 80 Prozent seines absoluten Leistungsvermögens abgewinnen und nur in absoluten Ausnahmezuständen (zum Beispiel Lebensgefahr, Todesangst, Hypnose, durch bestimmte Dopingmittel, meines Erachtens auch im „Ausnahmezustand Geburt") gibt der Körper seine autonom geschützten Leistungsreserven frei.

Belastungstests

Im Folgenden werden subjektive und objektive Möglichkeiten der Leistungsermittlung vorgestellt, mit denen Sie konkret jede einzelne Frau im Kurs erreichen und den aktuellen Belastungsstand einschätzen können.

Der folgende kurze Überblick zu den gängigen Testmethoden ist eine Übersicht verschiedener „Sicherheitsstandards" zur Ermittlung der jeweiligen Befindlichkeit. Bedienen Sie sich in den Kursen dieser Instrumente, um die einzelne Frau richtig einschätzen zu können und „auf der sicheren Seite" zu bleiben.

Cave: Diese Tests dienen konkret der Sicherheit und nicht vorrangig der - von vielen Kolleginnen (von mir nicht nachvollziehbar) negativ belegten - „Leistungsermittlung". Sie stehen zum einen für die Risikominimierung von Mutter, Kind und weiterem anvertrauten Klientel. Zum anderen dienen sie Ihrer persönlichen Sicherheit! Als Kursleiterin sind ausschließlich Sie für mögliche Komplikationen, Zwischenfälle und Unfälle verantwortlich. Ihre Anleitungen und Ihre Interpretationen der eigenen Beobachtungen sind juristisch anfechtbar und aus diesen Gründen sollten diese Tests - zumindest sporadisch - angewendet werden.

Um Ihnen die Auswahl Ihrer „Lieblingstests" zu erleichtern, habe ich neben der jeweiligen Beschreibung auch die Vor- beziehungsweise Nachteile sowie ein abschließendes Fazit erarbeitet.

Subjektive Testverfahren

Modifizierte RPE-Skala nach Borg

RPE bedeutet „Rate of perceived exertion" womit das persönliche „Anstrengungsempfinden" beurteilt werden kann. Nach dem Warm-up können die Frauen diese Skala zur Hand nehmen und den derzeit empfundenen Befindlichkeitsstand einkreisen. Empfehlen möchte ich, dass ein anfänglicher Wert von circa 12 bis 14 angestrebt wird. Dieser Test kann in den folgenden Stunden unter gleichen Belastungsbedingungen wiederholt werden. Schön ist es, wenn die Frauen hierdurch erfahren, dass sich ihre Leistung schon nach wenigen Stunden verbessert. Ein Motivationsschub, der nicht zu verachten ist.

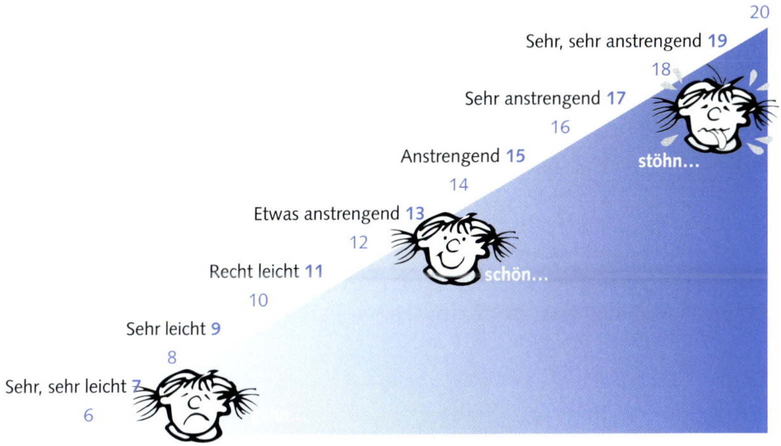

Anwendungsfreundlichkeit: gut, einfach, simpel

Vorteile: Dieser Test ist sehr simpel und ohne weitere Messtechniken durchführbar.
Die Frauen sind selber gefordert, ihre körperlichen Grenzen zu spüren und mit den bisherigen Empfindungen zu vergleichen.
Die Frauen werden „wachsamer mit sich selber".

Nachteile: Nicht exakt auswertbar, wenn dieses benötigt wird.
Das Training muss für diesen Test unterbrochen werden (Abkühlungsgefahr, Zeitproblem).
Es werden vorgefertigte Zettel benötigt.
Das Erinnerungsvermögen und/oder Körpergefühl ist bei manchen Frauen nicht ausreichend entwickelt, um von ihnen eine „richtige“ Einschätzung erwarten zu können.

Fazit: Die Kursleiterin hat - trotz möglicher/angeblicher guter Befindlichkeiten der Frauen - weiterhin mit großer Umsicht auf die Gruppe und auf jedes einzelne Gruppenmitglied zu achten.

„Talk Test“

Wie der Name bereits sagt, wird von der Kursleiterin die Befindlichkeit anhand der „Sprechfähigkeit“, beziehungsweise Motivation zur Kommunikation ermittelt. Dieser - wie zuvor der RPE-Test - subjektive Test wird häufig angewendet, um den Grad der Belastung in der Gruppe transparent zu machen.

Vorteile: Dieser Test ist sehr simpel und ohne weitere Messtechniken durchführbar.
Die Kursleiterin/Trainerin kann sich selber in der Wahrnehmung „üben“.

Nachteile: Nicht exakt auswertbar, wenn dieses benötigt wird.

Fazit: Die Kursleiterin hat - trotz angeblicher guter Befindlichkeiten der Frauen - weiterhin mit großer Umsicht auf die Gruppe und auf jedes einzelne Gruppenmitglied zu achten.
Es soll Menschen - und vor allem Frauen - geben, die bis „kurz vorm Umfallen“ ohne Punkt und Komma reden können, obgleich es dieser betreffenden Person möglicherweise gar nicht mehr gut geht!

Subjektive Zeichen

Folgende Kriterien weisen auf eine Überanstrengung hin:
- übermäßiges, starkes Schwitzen (je nach Außentemperatur)
- nachlassende Koordinations- und Konzentrationsfähigkeit
- übermäßige Hautrötung, jedoch auch auffällige Blässe
- stark errötetes oder weißes „Mund-Nasendreieck“
- sehr hohe Pulsfrequenzen
- Reizhusten
- Unmotiviertheit, Aggressivität
- „Böse Blicke“

Vorteile: Dieser Test ist sehr simpel und ohne weitere Messtechniken durchführbar.

Nachteile: Nicht exakt auswertbar, wenn es benötigt wird.

Fazit: Auch in diesem Bereich kann sich selbst eine erfahrene Kursleiterin täuschen. Sie sollten also auch hier ein wachsames Auge für die Gruppe und für jedes einzelne Gruppenmitglied behalten.
Reduzieren Sie beim Erkennen eines oder mehrerer Merkmale unbedingt Ihr Tempo und/oder die Intensität Ihrer Anleitungen!

Objektive Testverfahren

Pulsmessung

Hier sind die Kursteilnehmerinnen gefordert, ihre eigene Pulsmessung durchzuführen. Es kann am Unterarm oder an der V. Carottis gemessen werden. Entweder wird die Messzeit von 10 oder 15 Sekunden vorgegeben. Das Messergebnis wird anschließend mit sechs beziehungsweise vier multipliziert, um den Minutenwert zu errechnen.

Vorteile: Dieser Test ist bis auf eine Uhr ohne weitere Messtechniken durchführbar.
Die Frauen sind selber gefordert, ihre Körperwahrnehmung, das heißt ihre Pulsfrequenz zu fühlen. Die Frauen werden „wachsamer mit sich selber"...

Nachteile: Nicht exakt auswert- und dokumentierbar, wenn es benötigt wird.
Das Training muss für diesen Test unterbrochen werden (Abkühlungsgefahr, Zeitproblem).
Hierzu wird das „Behalten" des Messwertes und die Multiplikation verlangt. Eine Erwartung, der nicht jede Kursteilnehmerin gerecht werden kann.
Zuvor muss das Pulsmessen mit den Frauen eingeübt werden (Zeit, Abkühlung).
Das Tastgefühl ist bei manchen Frauen nicht ausreichend entwickelt, um den richtigen Messwert zu ermitteln.

Fazit: Die Kursleiterin hat - trotz angeblich „guter" Werte der Frauen - weiterhin mit großer Umsicht auf die Gruppe und auf jedes einzelne Gruppenmitglied zu achten.

Herzfrequenzmessung mit einem Pulsmessgerät

Diese Geräte sehen aus - und werden getragen - wie eine normale Uhr. Zumeist sind auch Zeitmesser eingearbeitet, so dass dieses Gerät auch im Alltag getragen werden kann. Die Informationen über die aktuelle Herzfrequenz erhält diese „Multifunktionsuhr" von einem unterhalb der Brust getragenen Sender. Das Gerät errechnet den jeweiligen Mittelwert und gibt hörbare Signale ab, sobald die zuvor eingestellte Höchstfrequenz überschritten wird. Die Firma „Polar" bietet zum Beispiel diverse Uhren zu unterschiedlichen Preisen für verschiedenste Trainingszwecke an. Mittler-weile kann eine von ihnen entwickelte Uhr sogar die individuelle „Own zone" ermitteln, so dass der trainierende Mensch keine Rechenexperimente mehr anstellen muss, um für sich selber die richtige Herzfrequenz zu erarbeiten.

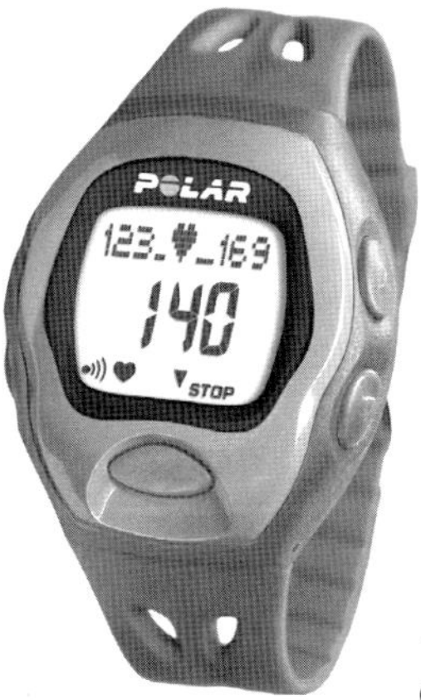

Liegen Herz-, Blutdruck- und/oder Lungenprobleme vor, ist ein Pulsmessgerät in jedem Fall sinnvoll. Es bietet sowohl der Trainierenden als auch der Kursleiterin Sicherheit

Foto: Polar Electro GmbH

Vorteile:
Exakte „abspeicherbare" Werte, die dann wichtig werden, wenn Probleme (Herzthemata wie zum Beispiel Tachykardien) oder Unsicherheiten (unsicheres Einschätzungsvermögen von Seiten der Trainerin und/oder der arbeitenden Frau) vorhanden sind.

Nachteile:
Manchen Menschen geht durch diese Arbeit die eigene Körperwahrnehmung verloren, weil sie sich ausschließlich auf das Gerät verlassen und sie sich selber nicht mehr richtig fühlen und wahrnehmen.
Manche Uhren sind sehr hochpreisig.
Um diese Geräte einzustellen, ist ein gewisses technisches Know-How gefordert.

Fazit:
Jede Kursleiterin oder Trainerin sollte selber überlegen, inwieweit sich die Investition solcher Uhren lohnt. Trotz aller „Nachteile" empfehle ich diese Uhren.

Laktat- und Blutwertemessung

Der Laktatwert definiert den aktuellen Belastungsbereich einer jeden trainierenden Person. Anhand des abgenommenen Kapillarblutes aus dem Ohrläppchen oder der Fingerbeere kann die Laktatausschüttung (Endprodukt der Glykolyse) des Muskelgewebes ermittelt werden. Beim „Übertraining" setzt aufgrund der überhöhten Stoffwechselfunktionen eine hohe Laktat-Milchsäureausschüttung und ein Abfall des ph-Wertes im Blut ein.

Die normalen Werte liegen in der Ruhephase etwa bei 0,8 bis 1,6 mmol/l. Während des aeroben Ausdauertrainings sollten die Laktatwerte die Zahl von 4 mmol/l nicht übersteigen. Bei maximaler Belastung (RPE ab circa 17 und Herzfrequenzen in/über der maximalen Belastungsfrequenz) können die Werte auf etwa 20 mmol/l steigen. Die ph-Werte fallen selbst bei extremen Belastungen nicht unter 6,8. Ein „Ausfallen" der Muttermilch ist bei circa 6,6 zu erwarten, wobei diese einem zusätzlichen Erwärmungsprozess unterliegen muss. Die arterielle Diffusion in der Muttermilch ist wahrscheinlich, jedoch nicht relevant. Bei diesen Belastungen kann die Muttermilch nicht - wie häufig vermutet - „sauer werden", da mögliche erhöhte Azidose- und Laktatwerte wieder sehr schnell vom Körper abgebaut werden und diese ebenso schnell in ihren Normbereich zurückgelangen.

Diese Testverfahren sind vor allem für diejenigen Frauen geeignet, die ihre eigene Leistungsgrenze nicht einschätzen können. Ein weitaus wichtigerer Kreis sind diejenigen, die an definitiven Herzerkrankungen leiden und für die sich eine Überlastung zu einer ernsthaften Gefährdung ihrer Gesundheit entwickeln kann.

Vorteile: Exakte „abspeicherbare" Werte, die dann wichtig werden, wenn Probleme (Herzthemata wie zum Beispiel Tachykardien) oder Unsicherheiten (unsicheres Einschätzungsvermögen von seiten der Trainerin und/oder der arbeitenden Frau) vorhanden sind.

Nachteile: Invasiver Körpereingriff! Manchen Menschen geht durch diese Arbeit die eigene Körperwahrnehmung verloren, weil sie sich ausschließlich auf das Gerät verlassen und sie sich selber nicht mehr richtig fühlen und wahrnehmen.
Um diese Geräte einzustellen, ist ein gewisses technisches Know-How gefordert.

Fazit: Jede Kursleiterin oder Trainerin sollte selber überlegen, inwieweit sich die Investition dieser Geräte lohnt und ob das angebotene Training tatsächlich eine Blutabnahme erfordert.

Flüssigkeits-, Kalorien- und Mineralstoffzufuhr

Ein ebenso wichtiger Punkt für das Gelingen sämtlicher Körperarbeitsprogramme ist die Aufnahme zusätzlicher Kalorien, Mineralstoffe und Flüssigkeiten, um die Stoffwechselvorgänge allgemein positiv zu beeinflussen. Ideal ist es, wenn circa ein bis zwei Liter Flüssigkeit vor, während und nach dem Training zur normalüblichen Trinkmenge aufgenommen werden. Vor allem für stillende Frauen ist die Aufnahme zusätzlicher Flüssigkeit und

Mineralstoffe wichtig, um den Milchfluss nicht zu beeinflussen, beziehungsweise um die Milch nicht zu verändern (konzentrieren). Die Industrie bietet eine unüberschaubare Fülle an „Iso- und Sportdrinks", die jedoch für „normale Sportlerinnen" nicht nötig sind. Ein gutes Mineralwasser mit einer ausreichenden Menge an Magnesium (vermeidet zum Beispiel Muskelkrämpfe), Kalzium und Kalium, eine Obst- oder Fruchtsaftschorle (versorgt den Körper zum Beispiel zusätzlich mit schnell abbaubaren Kohlehydraten) oder ein guter Früchte- beziehungsweise Kräutertee erfüllen den gleichen Zweck.

Darüber hinaus sollte an jedem Sporttag eine zusätzliche Energiezufuhr von circa 400 Kcal - primär in Form von Kohlehydraten und Eiweißen - erfolgen. Diese sind sehr leicht durch frisches Obst, Milch-, Soja- und Vollkornprodukte zuzuführen. Die Fettaufnahme sollte nicht erhöht werden. Hier reichen wenige Tropfen gutes Pflanzenöl (zum Beispiel im Frucht- oder Gemüsesaft), um in erster Linie die fetthaltigen Vitamine aufnehmen zu können.

Methodik, Didaktik und Musik

Stundenaufbau und Inhalte

Eine Sportstunde wird in drei Hauptbereiche unterteilt:

1. Aufwärmteil
2. Hauptteil/Gymnastik
3. Schlussteil

Die Tabelle auf Seite 80 gibt einen Überblick, wie eine Stunde aufgebaut ist, mit welchen Inhalten sie gefüllt werden sollte und wie viele Schläge pro Minute die Musik haben sollte.

Nach Möglichkeit sollte eine Gymnastikstunde ohne größere Unterbrechungen weich ineinander übergehend durchgeführt werden, so dass die Frauen gar nicht so richtig wahrnehmen, in welchem Stundenabschnitt sie sich befinden.

Aus sportwissenschaftlicher Sichtweise dient die zehn- bis 15-minütige Erwärmung im Anfangsteil der neuromuskulären Erwärmung und der Verletzungsprophylaxe. Infolge dessen sollten sich zwischen Aufwärm- und Hauptteil keine abwärmenden Plaudereinheiten in der Gruppe entwickeln, denn die Muskeln bauen die Wärme wesentlich schneller ab, als sie sich aufwärmen können. Dieses Vorgehen dient zwar nicht unbedingt der Gruppendynamik, setzt jedoch den Schwerpunkt konsequent auf die Gymnastik. Wenn die Gesprächsthemen wichtig und interessant sind, finden die Frauen sicherlich nach der Stunde eine Möglichkeit des Austausches.

In diesem Stundenabschnitt hat die anleitende Person die Möglichkeit, eine positive Spannung zu erzeugen. Diese fördert den Lern- und Trainingseffekt, die Motivation und die Gruppendynamik. Mit Hinweisen über die Inhalte und den Verlauf der Stunde sowie das Fragen nach der Befindlichkeit, das richtige Ansehen und Wahrnehmen sowie die kurze und persönliche Ansprache einer jeden Frau, kann die Kursleiterin zusätzliche Motivationsreize geben und die Freude auf die gemeinsame Arbeit verstärken.

Im Hauptteil werden zwei bis drei Muskelschwerpunkte herausgearbeitet. Beispiel: Beine-Beckenbodenworkshop oder oberer Rückenworkshop (brustumgebende und oberer Rückenmuskulatur).

	Dauer in Min.	Ziele	Inhalte	Bpm („Schläge"/ Minute)
Aufwärmteil	10-15	Mentale und körperliche Vorbereitung auf die nachfolgende Belastung, Spannung einbringen, lockern, weich machen, erwärmen, gute Stimmung hervorrufen und eine kurze Übersicht über den Verlauf dieser Stunde geben	Leichte Schrittkombinationen in Verbindung mit Isolation, Dehnung, Mobilisation einzelner Körperteile (Bsp. HWS, BWS, Schultergürtel, Arme, Beine), Vorbereitung der im Gymnastikteil zu beanspruchenden Muskulatur, das heißt Dehnung und leichte Vorkräftigung	120-140
Hauptteil/ Gymnastik	20-30	Kräftigung und Dehnung von circa zwei Körperschwerpunkten, Training der Agonisten und Antagonisten	Variable Gymnastik- und Dehnübungen in unterschiedlicher Intensität der verschiedenen Kraftaufbaumöglichkeiten (statische und dynamische Übungen, verschiedene Tempi, aktive und passive Dehntechniken, als Einzel- oder Partnerinnenarbeit) Schwerpunktabschluss: Nach jeder Beendigung eines Muskelschwerpunktes sollte dieses Thema abgeschlossen werden. Hierzu eignet sich zum Beispiel eine angemessene Dehnung	80-120
Schlussteil	5-15	Zurückführung auf „Normalniveau" des Herz-Kreislaufsystems, mentales und physisches Entspannen. Ist die Stunde eher ruhig verlaufen, dann bietet sich ein aktiver Schluss an, verlief sie anstrengend und unruhig, kann ein ruhiger Stundenabschluss eingeplant werden	Atmung, Entspannung, Dehnung, freie Bewegung, Einzel- oder Partnerübung	Je nach Stundenverlauf ca. 60-120

Allgemein leiten Sie eine bestimmte Übung entweder vier- bis achtmal an und lassen eine Wiederholung durchführen, oder Sie leiten eine Übung zwölf bis 16-mal an. Hier richtet sich der Intensitäts- und Belastungsumfang nach dem Stand der muskulären Kraft der Frauen in der Gruppe.

Sie sollten zum Beispiel bei Schwangeren kein flottes, anstrengendes und aufbauendes Training anleiten, sondern die Muskelkraft erhalten und durch adäquate Dehntechniken geschmeidig halten. Außerdem sollten sie ihre Übungen ab der 20. Schwangerschaftswoche nicht mehr im Liegen durchführen und ihre Pulsfrequenz nicht über 140/Minute hochziehen. Bitte achten Sie als Kursleiterin besonders auf weitere gefährdete Frauen wie zum Beispiel Hypertonikerinnen sowie Herzkranke und reduzieren Sie hier das Tempo.

Diese Empfehlung gilt auch für Wöchnerinnen im frühen Wochenbett, denn sie benötigen eher Zeit für ganzheitliche Stabilisierung und für das Zurückerlangen des Beckenbodengefühls. Im späten Wochenbett können diese Übungen dann aufbauend angeleitet werden.

Nachdem die gymnastischen Schwerpunkte abgearbeitet sind, sollten im Bereich des „Schwerpunktabschlusses“ die beanspruchten Muskeln zur Entspannung gut gedehnt werden. Entweder dehnen Sie den beanspruchten Bereich einmal für 30 bis 35 Sekunden oder zweimal jeweils zehn bis 15 Sekunden.

Der Schlussteil wird - je nach vorheriger Anstrengung im Hauptteil - ruhig und langsam oder flott und eher unruhig angeleitet. Wenn die Frauen die Übungen auf dem Boden liegend durchgeführt haben, ist es wichtig, dass sie vor dem Aufstehen gut mobilisiert werden, um orthostatische Probleme zu vermeiden.

Zielgruppenbedingte Besonderheiten

Theoretisch können alle Frauen gemeinsam trainieren. Es gibt jedoch individuelle Unterschiede.

Schwangere sind gerne unter sich, um sich über die derzeitige Situation und über das bevorstehende Ereignis auszutauschen. Im Rahmen der Geburtsvorbereitung erlernen sie oftmals einfachste Übungen.

Sportliche gehen - neben der Kursteilnahme zur Geburtsvorbereitung - zumeist nach wie vor lieber ins Sportstudio oder in den Verein, um sich weiterhin aktiv zu verhalten und um mit ihren Freunden zu sporteln. Apropos sportliche Frauen: Die meisten finden die „übliche Hebammengymnastik und Beckenbodengymnastik“ langweilig für sich.

Die meisten Schwangeren ohne Beckenbodenprobleme wollen sich darüber hinaus auch nicht so richtig mit dem Beckenbodenthema auseinandersetzen, denn das ist viel zu weit weg, zu unangenehm und erinnert möglicherweise an alte Tanten, an die eigene Mutter oder an schreckliche Geschichten, die über das Thema erzählt werden. Schwangere sind jung, fühlen sich jung, erfassen zumeist nicht die Reichweite der Thematik und wollen weniger mit diesem „Alte-Frauen-Thema" zu tun haben.

Es sei denn, sie haben konkrete Inkontinenzprobleme! Diese Frauen leiden aufgrund der veränderten Hormonsituation und dem zunehmenden Gewicht schon recht früh an Inkontionenzerscheinungen, die in den Abhandlungen zum Thema Descensus- und Inkontinenzformen bereits beschrieben wurden. Sie verspüren einen übergroßen Druck und diffusen beziehungsweise konkreten Schmerz im Becken und in der Scheide, klagen über starke Rückenbeschwerden (primär im Lendenwirbel- und Iliosacralbereich) und haben oftmals so gut wie überhaupt keine Kontrolle mehr über ihren Urin- und/oder Stuhlabgang.

Meiner Erfahrung nach sind diese Erscheinungen mit einer regelmäßig durchgeführten Beckenboden- und Wirbelsäulengymnastik sowie einer diszipliniert durchgeführten Beckenbodenschule zwar nicht völlig zu beseitigen, jedoch sehr gut zu lindern. Oftmals müssen Schwangere jedoch „zart genötigt werden", um diese für sie gegebenenfalls „langweilige Gymnastik" durchzuführen. Es wäre zum Beispiel sinnvoll, eine Stunde innerhalb eines Geburtsvorbereitungskurses ausschließlich dem Thema Beckenbodenwahrnehmung zu widmen. Siehe hierzu im Workoutbook die Workouts 1 bis 5 für den Grundkurs.

Wöchnerinnen haben a priori ihr Baby und viel Neues, Schönes, Ungewohntes, aber oftmals auch viel Schmerzhaftes zu verarbeiten. Sie interessieren sich mehr für ihre junge Familie als für einen Beckenbodenkurs und tun auch gut und richtig daran, es sei denn, sie haben konkrete Senkungs- und Inkontinenzprobleme. Sie werden aus psychosomatischen Befindlichkeitsgründen unter sich sein wollen. Ihnen können einzelne Elemente dieses Kurses, zum Beispiel die ersten Wahrnehmungs-, Atem- und leichten Isolationsübungen als Wochenbettgymnastik angeboten werden.

Durch frühe und späte Wochenbettgymnastik wird der Muskel-, Band und Gewebsbereich des Beckenbodens und der zusätzlich stabilisierenden Muskelbereiche wieder gefestigt. Verpasst eine Mutter diese Präventionsmaßnahmen, ist es möglich, dass sich die Krankheitserscheinungen bereits nach dem ersten Kind in der Wochenbett- und Rückbildungszeit bemerkbar machen.

Frauen in der Rückbildungszeit und nach Abschluss der Rückbildungszeit erahnen und erkennen eher die Notwendigkeit, da sie gegebenenfalls die ersten Probleme fühlen. Unklare Unterbauchbeschwerden, Rückenschmerzen, Druck im Unterleib und in der Scheide, nicht mehr unkontrolliert aufspringen oder laufen können, das immer schwerer werdende Kind nicht mehr aus dem Bett heben zu können, ohne ein paar Tropfen Urin, Wind oder Stuhl zu verlieren. Und das oftmals schon nach der ersten Geburt! Diese Frauen treffe ich nach Abschluss der Rückbildungsgymnastik häufig in der „Ganzheitlichen Beckenbodengymnastik & Beckenbodenschule" für Frauen jeden Alters. Hier treffen sich Frauen aus unterschiedlichen Generationen, denn nicht das Alter, sondern das Problem führt sie zusammen. Hier erlebe ich die einzige Schnittstelle zwischen „Jung und Alt", die jedoch sehr ergiebig und bereichernd ist.

Frauen zwischen und nach den Schwangerschaften. Spätestens mit dem Beginn einer möglichen zweiten oder dritten Schwangerschaft oder nach Abschluss der Familienplanung werden Inkontinenz- und Descensuserscheinungen häufig ziemlich heftig und konkret. Hier spüren leider sehr viele Frauen, dass sie mit der Gymnastik alleine nicht mehr viel ausrichten können. Die Frauen werden älter, die Hormone - und damit auch die Situationen im Körpergewebe - verändern sich über die Jahre hinweg und die angesprochenen Probleme manifestieren sich mitunter. Diese Entwicklungen sollte jede Hebamme im Hinterkopf behalten, denn die jungen, fitten Mütter von heute sind die Inkontinenz- und Descensusgeschädigten von morgen.

Frauen mit Senkungs- und Inkontinenzbeschwerden, die nicht aufgrund einer Geburt in den Kurs kommen, leiden oftmals schon seit Jahren an ihren Beschwerden und haben ihre eigenen medizinischen und therapeutischen Odysseen hinter sich. Sie sind froh, ein angemessenes Forum gefunden zu haben.

Seltener sind Frauen dabei, die kein Beckenbodenproblem haben, sondern die einfach ein bisschen mehr über ihren Körper und über deren Vorgänge erfahren, etwas für ihre Lebensqualität als Frau tun wollen und sich einfach auf sanfte weibliche Art bewegen möchten.

Das Alter dieser beiden letztgenannten Gruppen differiert zwischen Ende 30 und Ende 70. Sehr gerne leite ich diese Kurse, denn zwischen diesen Frauen findet ein unglaublicher Austausch statt. Plötzlich ist das Alter kein Thema mehr. Die jüngeren Frauen sind häufig quirliger und bringen eine Stimmung ein, die viele nicht mehr so ganz junge Frauen mitzieht und mitaktiviert. Ich nehme immer wieder wahr, dass durch die zumeist vorhandene Offenheit der jüngeren Frauen auch bald die Vorbehalte der älteren Frauen verschwinden und sie sich von Stunde zu Stunde mehr einbringen.

Ältere Frauen haben naturgemäß mehr gesundheitliche Probleme. Das sind zumeist Stoffwechsel-, Herz- Kreislauf-, Gelenk- und Osteoporoseprobleme. Wichtig ist vor allem, dass im Vorfeld über bestehende Probleme geredet wird.

Sie sollten von allen erkrankten Frauen eine Unbedenklichkeit des Arztes erbitten, damit Sie die Frauen nicht überfordern und als Kursleiterin nicht in Schwierigkeiten geraten.

Osteoporosekranke können zum Beispiel bereits durch kleinste Bewegungen oder Drehungen spontane Risse oder Brüche der porösen Knochen erleiden. Bitte passen Sie hier besonders auf, bieten gegebenenfalls ein Training in der stehenden oder sitzenden Position an oder empfehlen Sie der Frau eine behutsame Physiotherapie, denn möglicherweise schadet die Gymnastik mehr als sie nützt.

Frauen mit Hypertonie und Herzerkrankungen sind genauso vorsichtig zu behandeln. Wenn diese Damen kein Attest/keine Unbedenklichkeit vorlegen, würde ich sie nicht an meinem Kurs teilnehmen lassen. Keine Kursleiterin kann durch bloßes Anschauen erkennen, ob eine kranke Frau eine Herzattacke erleidet, sobald sie sich aufwärmt!

Hypertone Frauen sind schlaganfallgefährdet. Mit diesen Frauen sollten Sie ebenfalls so behutsam umgehen, wie mit den zuvor beschriebenen.

Unterrichtsmedien

Da das vorgestellte Konzept einen anspruchsvollen medizinpädagogischen Bereich umfasst, benötigen Sie Hilfsmittel. Neben den üblichen räumlichen und medialen Gegebenheiten sollten Sie für theoretische Unterrichtungen gerüstet sein.

Folgende Medien sind empfehlenswert:
- Flip-Chart
- Overheadprojektor
- Kopien (siehe „Arbeitsmaterialien“ ab Seite 110)
- Alternativ: Beamer für den PC, wenn Sie Ihre Unterlagen im Computer aufbereiten und die Möglichkeit für diese Präsentationsart besitzen
- Fernseher für thematische Werbefilme zum Beispiel aus der Industrie

Folgende Dinge sollten die Frauen selber mitbringen:
- „Beckenbodentagebücher“ (Erhöhung des Lerneffektes, Übernahme der Eigenverantwortung, ihre Übungen, Infos und Miktionsprotokolle selber aufzuschreiben)
- Ernährungsinfos, Zeitungsausschnitte zum Thema Rückenschule und Gewicht usw. (eigener Beitrag zum theoretischen Hintergrund. Kann in Workshopart abgearbeitet werden)

Musik und Rhythmik

Musik ist für uns Menschen ein lebenswichtiges Grundbedürfnis. Hier ist nicht die oftmals herzlose, harte, kalte und unmelodische Musik gemeint, die nicht die Spur eines Gleichgewichtes herstellen kann. Es sind eher die ruhigen, sensiblen, weichen Klänge und Musikstücke, die tief unter die Haut und ins Gemüt gehen. Gehirnfunktionen können auf bestimmte Klänge und Schwingungen reagieren, so dass eine sofortige Wirkung eintritt. Nachweislich können Angst- und Spannungszustände reduziert werden. Verbesserte Wahrnehmungs- und Erlebnisfähigkeit kann durch konzentriertes Erleben und Erfassen der Musik erreicht werden. Die individuelle Persönlichkeit des Menschen wird möglicherweise durch Singen, Musizieren und Improvisieren im Bereich des Schönen erweitert. Auch Konzentrationsschwächen, Lernhemmungen, Unsicherheiten, Depressionen, Aggressionen, Frustrationen können durch den geschickten Einsatz von Musik positiv beeinflusst werden. Das Herz-Kreislaufsystem sowie weitere vegetative Körperfunktionen werden durch positive musikalische Unterstützung gestärkt.

Die Musik ist die Antriebsfeder der Gesunden und eine Heilungshilfe für Kranke! Folglich ist es auch nicht verwunderlich, wenn wir in Krisensituationen spüren, wie gut uns beispielsweise ruhige, gelassene Musik tut, wie sie uns Trost spendet, Einsamkeit überwinden hilft, uns neue Lebensfreude gibt oder diese wieder steigert. Unter bestimmten Bedingungen kann Musik die Einheit von Denken, Handeln und Fühlen herstellen und gegebenenfalls das Denk- und Erkenntnisvermögen stärken. Sie ist in der Lage, die physiopsychologische Balance in uns herzustellen oder sie zu vertiefen.

Geben Sie „Ihren“ Frauen durch die sorgfältige Auswahl der Musik eine Chance mehr, um sich „aufzutanken“, sich rundherum wohl zu fühlen und neue Energien zu sammeln.

Grundsätzlich sollten Sie folgende Aspekte bei der Arbeit mit Musik berücksichtigen:

- In erster Linie sollte Ihnen selber die Musik gefallen.
- Sie sollte gleichmäßig im Takt bleiben und Sie nicht durch Veränderungen der Geschwindigkeit oder durch unmelodische Phasen aus dem Konzept bringen.
- Arbeiten Sie nie gegen den Takt, denn der ist kräftiger als Sie selber.
- Passen Sie die Musik der entsprechenden Stundenphase an. Also keine langsamen Stücke im Aufwärmteil und kein „High-Speed“ im Entspannungsteil.
- Nach Möglichkeit nahtlos ineinandergehende Musiken verwenden.
- Stellen Sie Ihre Musik nicht zu laut ein, benutzen Sie die „nonverbale Kommunikation“, oder verwenden Sie ein Mikro.
- Schützen Sie Ihre Stimmbänder.

Auszählen der Grundschläge

Hören Sie sich zunächst erst einmal an, wie viel „Zählzeiten“, beziehungsweise „Schlagtakte“ die Musik hat. Falls Sie Probleme mit dem Erkennen der Zählzeiten haben: Tippen Sie mit den Fingern oder mit dem Fuß die Musikschläge mit. Das passiert manchmal von ganz alleine. Zählen Sie die Grundschläge eine Viertelminute durch und multiplizieren Sie sie mit vier (wie beim Pulszählen). Jetzt haben Sie die Schläge pro Minute: Bpm (beats per minute).

Hören Sie jedes einzelne Lied zunächst komplett durch. Manchmal gibt es rhythmische Brüche, die Sie vielleicht gar nicht vermuten. Mit diesen Brüchen werden Sie während der Stunde gegebenenfalls Probleme bekommen.

Die „Zählzeiten“ richten sich nach dem jeweiligen Stundenabschnitt:
Teil 1: circa 120 - 140 Bpm (für Schwangere gegebenenfalls weniger)
Teil 2: circa 80 - 120 Bpm
Teil 3: circa 60 - 120 Bpm (je nach Stundenabschluss)

Eine gute Gymnastik- oder Aerobic-CD kostet im Schnitt zwischen 25 und 35 Euro. Zumeist kommen noch Porto- und Verpackungskosten hinzu. Manchmal finden Sie solche Musiken in Musikläden, die eventuell auch spezielle CDs anbieten oder bestellen können. Lassen Sie sich hierzu beraten.

Musik aufnehmen

Das Aufnehmen eigener Gymnastik- oder Aerobic-Musik nimmt unglaublich viel Zeit in Anspruch. Sie benötigen eine große Auswahl an Musik. Sie sollten die musikalische Auseinandersetzung mögen, um sich diesen Stress anzutun.

Fall Sie trotzdem Ihre eigene Musik aufnehmen möchten:
- Schreiben Sie die Zählzeiten eines jeden Liedes auf die CD-Hülle, in ein kleines Büchlein oder legen Sie einen Ordner an, damit Sie beim nächsten Mal nicht wieder mit der Zählerei anfangen müssen.
- Mit „Gymnastikmusik“ können Sie die Übungen zum einen im Rhythmus anleiten. Sie kann jedoch auch im Hintergrund leise mitlaufen. Hierzu reicht es schon aus, wenn Sie angenehme ruhigere Musik abspielen, die nicht unbedingt nahtlos ineinander übergehen muss.
- Das Aufnehmen von Erwärmungs- beziehungsweise Aerobicmusik gestaltet sich wesentlich umfangreicher, ist zeitintensiver und Sie benötigen sehr viele CDs, aus denen Sie die für Sie richtige Musik heraussuchen müssen. Versuchen Sie, die Musik ineinander übergehen zu lassen (hierzu benötigen Sie zwei CD-Player) und das letzte Lied mit einem Taktende zu beenden. Das neue Lied sollte dann an einem Taktanfang beginnen. Häufig gelingt das nicht. Eine gute Hilfe bietet hierbei die Zwischenschaltung ei-

nes Mischpultes. Spätestens jetzt kommen Sie wahrscheinlich an den Punkt, wo Sie sich überlegen, ob sich der zeitliche und finanzielle Aufwand lohnt. Kursleiterinnen, die sich nicht so sehr mit diesem Thema auseinandersetzen möchten, empfehle ich den Kauf verschiedener Aerobic-CDs oder Kassetten, denn die Investition der Geräte (CD-Geräte, Mischpult) lohnt sich nicht für jeden.

Musikvorschläge

Es ist wichtig, dass weder zu harte, noch kalte oder zu traurige Musik abgespielt wird, denn Musik kann aggressiv machen und das Tempo zu hoch fahren lassen. Darüber hinaus ist sie für die meisten Frauen in dieser Situation einfach nicht angenehm. Traurige Musik kann die ganze Gruppe „runterfahren lassen". Was bleibt, ist häufig eine gedämpfte und eher unmotivierte Atmosphäre.

- Ratsam ist für den Aufwärm- oder Aerobicteil flotte Musik mit einer schnellen Zählzeit.
- Im Gymnastikteil kann auf Hintergrund- oder langsamere Musik zurückgegriffen werden. Wenn während der Anleitung viel zu sagen ist, kann auch ganz auf Musik verzichtet werden.
- Der Stundenabschluss wird musikalisch nach dem jeweiligen Abschlussthema ausgerichtet, das heißt schnelle Musik bei einem aktiven Schluss und langsame Musik bei einem entspannenden Abschluss.

Aufwärmteil: Musik der Fa. GYMusik oder andere Hersteller
(Sampler im exakt abgestimmten 4/4 Takt)
Bezugshinweise finden Sie im Anhang
Richtung: viel aktuelle Chartmusik
(keine Originalmusiken)

Bravo-Hits (Sampler)
Richtung: immer aktuelle Chartmusik, viel Disco und Pop

Festival Tropical (Sampler)
Richtung: Salsa, Columbia, Merenge, Lambada

Best of Salsa (Sampler)
Richtung: Salsa

EinzelinterpretInnen aus der Pop-Disco-Hip/Hop-Latino-Salsa-Ethnoszene
zum Beispiel Snap, Michael und Janet Jackson, Madonna, M People (Disco-Pop)
zum Beispiel Gloria Estefan (Latino)
zum Beispiel Guem et Zaka (Afro)

Neu ist die Aufwärmmusik im Dreiviertel-Takt. Bisher gibt es noch nicht viele Anbieter.

Gymnastikteil: Musik der Fa. GYMusik oder andere Hersteller (Sampler)
Richtung: ruhige, teilweise auch etwas ältere Chartmusik (keine Originalmusiken)

Bravo-Hits (Sampler)
Richtung: immer aktuelle Chartmusik, viel Liebes- und Schmerzlieder, deutsche Rap- und Schmuselieder

Kuschelrock (Sampler)
Richtung: aktuelle, schöne „Liebes- und Schmerzlieder"

Body & Soul (Sampler)
Richtung: aktuelle, schöne „Liebes- und Schmerzlieder" häufig mit den „richtigen" Soulstimmen

Jazz for Lovers (Sampler)
Richtung: gut verträgliche und populäre Jazzmusik

EinzelinterpretInnen und Gruppen
zum Beispiel Michael und Janet Jackson, Madonna, Sade, Barry White, Georg Michael, Randy Crawford, R. Kelly, Joe Cocker, Pur, Echt und wer „rheinische Klänge" mag: Bap (Balladen), Enya, Enigma, Era, Oletta Adams, Maria Carrey, Barbara Streisand, Seline Dion (die drei letztgenannten mit Vorsicht verwenden, denn sie sind richtige „Sirenen", aber gut ...), Eros Ramazotti

Abschluss: Wie gesagt ... es richtet sich nach der Zielsetzung.
Flotte Musik: s.o.
und
Firmen: Nightingale Records, Meistersinger Musik u.ä.
Richtung: Entspannung, Meditation, Naturgeräusche, fernöstliche Klänge
Die Adresse der Firma GYMusik finden Sie im Anhang des Buches.

GEMA, AKM, SUISA

Wie bereits aus dem letzten Abschnitt hervorgeht, kann sich der Medieneinsatz adäquater Musik angenehm, heilend und energiespendend auf Herz, Körper, Geist und Seele auswirken. So beruhigend, leicht, beschwingt und wohltuend sie sich jedoch auch anhören mag, von der Idee über das Konzept bis hin zur Vermarktung ist ein solches Produkt härteste Produzenten-, Interpreten-, Management- und Marketingarbeit, die mehr Zeit, Geld und Personal „kostet", als allgemein angenommen.

Und so, wie wir unsere Vorleistungen und Arbeit angemessen honoriert haben möchten, gilt die Leistung der KünstlerInnen aus dem Musikgeschäft ebenso anerkannt. Eine Einstellung, die selbst ich nicht immer so vertreten habe. Dieser Gedanke ist vor allem für KursleiterInnen interessant, die von einer Honorierung der KünstlerInnen bisher nichts wussten oder das Thema Urheberrechtsgesellschaften bisher nicht interessierte, die ihre Kurserfolge jedoch zum Teil auch durch den gekonnten Einsatz von Musik erzielen. Ist es denn in diesem Fall nicht fair und sportlich, einen entsprechenden Obolus an die „erfolgsverstärkenden" KünstlerInnen zu leisten?

Mir ist bewusst, dass an dieser Stelle jetzt sehr viele - vor allem freiberufliche - Kolleginnen stöhnen und schimpfen, denn sie haben neben diesen Gebühren noch eine Menge weiterer Kosten zu tragen. Trotzdem möchte ich an das Gleichheitsprinzip appellieren, denn kaum jemand von uns ist gewillt (und in der Lage) für reinen Gotteslohn zu arbeiten.

KursleiterInnen, die in einer oder für eine Institution arbeiten (zum Beispiel im Sportstudio oder Sportverein), sind meines Wissens zumeist von der Zahlung befreit, denn im allgemeinen tragen diese Unternehmen die Gebühren für die Urheberrechtsgesellschaften selber. Wenn Sie als freie Kursanbieterin Musik verwenden, sind Sie verpflichtet, Gebühren zu bezahlen.

Für den Einzug dieser Gebühren ist in Deutschland die GEMA (Gesellschaft für musikalische Aufführungs- und mechanische Vervielfältigungsrechte) verantwortlich. Die GEMA verwaltet in Deutschland als staatlich anerkannte Treuhänderin die Nutzungsrechte von 60.000 Mitgliedern und über einer Million ausländischer Berechtigten. Kein Komponist, Textdichter oder Verleger kann selbst in ausreichendem Maß überprüfen, wo, wann, wie oft und wie lange sein Titel gespielt wird. Zudem kann sich der Einzelne nicht darum kümmern, dass er die Entlohnung für seine Leistung auch tatsächlich erhält. Diese Aufgabe übernehmen die Urheberrechtsgesellschaften. Die öffentliche Musikwiedergabe ist nur mit Erlaubnis und Honorierung der Musikurheber zulässig. In Deutschland werden die Rechte von der GEMA vertreten. In Österreich ist es die AKM (Staatlich genehmigte Gesellschaft der Autoren, Komponisten und Musikverleger reg. Gen.m.b.H.), in der Schweiz die SUISA (Suisse Auteurs).

Die Urheberrechtsgesellschaften haben also zwei Aufgaben: Sie helfen dem Musiknutzer, alle Rechte zur Musiknutzung unkompliziert zu erwerben. Anschließend leiten sie die Lizenzzahlung an die Komponisten, Textdichter und Verlage weiter. Wer Musik für seine Patienten und Klienten einsetzt, muss deshalb die Lizenz dafür erwerben. Die Kundenbetreuer und Berater helfen bei der Anmeldung. Folgende Nutzungsarten urheberrechtlich geschützter Musik müssen bei den Urheberrechtsgesellschaften angemeldet werden:

- Hintergrundmusik in allen Räumen, zu denen Patienten Zugang haben
- Musik in Kursen

- Vorführungen von Filmen oder Videos
- Musik im Internet, zum Beispiel auf der Homepage der Praxis

Um die Musiknutzung anzumelden, muss die Urheberrechtsgesellschaft des Wohnortes informiert werden. Teilen Sie mit, welche Art der Musiknutzung Sie beabsichtigen (zum Beispiel Musik in Kursen). Entsprechend Ihrer Anfrage erhalten Sie Unterlagen. Der Tarif wird aufgrund Ihrer Angaben errechnet. Für eine Einzelnutzung erhalten Sie eine Rechnung, bei Dauernutzung erhalten Sie zumeist einen Vertrag. Mit der Bezahlung des Vergütungsanspruchs besitzen Sie die Lizenz zur Musiknutzung.

Ansprechpartner
In Deutschland: GEMA, Rosenheimer Str. 11, 81667 München,
Telefon (089) 48003-00, Fax (089) 48003-969,
www.gema.de, E-Mail: gema@gema.de.

In Österreich: AKM, Baumannstr. 10, A-1031 Wien, Postfach 259,
Telefon 0043 (0) 171714, www.akm.co.at.

In der Schweiz: SUISA, Bellariastr. 82, Postfach 782, 8038 Zürich,
Telefon 0042 (1) 4856666, Fax 0041 (1) 7824333, www.suisa.ch.

Kursorganisation, Planung, Abrechnung

Kursgröße

Übervolle Kurse befriedigen weder die Teilnehmerin noch die Kursleitung. In sehr kleinen Gruppen hingegen kommt ab und an eine merkwürdige Stimmung auf.

Bekannt ist, dass sich die besten Lernerfolge in kleinen Gruppen entwickeln lassen. Meine beste Erfahrung habe ich bisher mit einer Kursgröße von acht bis fünfzehn Teilnehmerinnen gemacht.

Kursformen

Da jede anleitende Person ihre eigene Richtung hat, werden die unterschiedlichsten Kursformen mit diversen eigenen Qualitätsstandards angeboten. Die Qualität dieser Standards hängt zum großen Teil auch von der angebotenen Kursform ab.

Unterschieden wird vor allem die „geschlossene“ von der „offenen“ Kursform. In der Tabelle auf den folgenden Seiten sind meine Erfahrungen zu diesen gängigen Kursformen mit den entsprechenden Vor- und Nachteilen vorgestellt.

Eine Sonderform ist ein Kurs mit Babys und/oder Kleinkindern. Es ist als sehr positiv zu werten, wenn „Rückbildungsfrauen“ an Ihren Beckenbodenkursen teilnehmen. Hier stellt sich jedoch immer das Problem der Kinderbetreuung.

Ich freue mich, wenn Sie die eine oder andere interessante Erfahrung mit mir teilen oder für die Strukturierung Ihrer eigenen Kurse nutzen können.

	„Geschlossene Kursform"	„Offene Kursform"	Kurse mit Anwesenheit von Babys
Vorteile	Zeitliche, thematische/ schwerpunktmäßige Zielsetzung/Durchführung ist klar definiert. Klare Strukturen sind wichtig. Die Frauen finden ein für sie bedeutendes Forum, lernen andere und deren individuellen Probleme kennen, bauen Kontakte und eine gute Gruppendynamik auf. Es besteht von Anfang an Klarheit darüber, welche Schwerpunkte in jeder Stunde bearbeitet werden. Bei Kursabschluss ist für jede Frau zumindest eine Annäherung des vorab definierten Zieles erkennbar. Wichtig für jede Frau, die ernsthaft an sich arbeitet und den Erfolg ihrer Bemühungen mit Recht spüren möchte.	Es gibt - salopp ausgedrückt - keinen Anfang und kein Ende, denn dieser Kurs läuft immer weiter. Die einzelne Frau tritt irgendwann in den Kurs ein und dann wieder aus, wenn die Stunden „abgearbeitet" sind. Vorteilig für die Frauen und Kursleitungen, die sich durch strukturiertes Arbeiten eingeengt und unter Druck gesetzt fühlen.	Ängstliche und „nicht loslassende" Mütter fühlen sich wohler und entspannter, wenn sie ihre Kinder in unmittelbarer Nähe spüren. Ab und an können spontane, kleinere Gymnastikeinheiten mit den Babys eingelegt werden. Die Frauen können die Kinder bei Bedarf direkt anlegen und/oder halten, wenn sie weinen und sich unwohl fühlen.
Nachteile	Manche Frau und manche Kursleiterin fühlt sich durch strukturiertes Arbeiten eingeengt und möglicherweise unter Druck gesetzt.	Hier kann kein gruppensoziologischer oder gruppendynamischer Kontakt aufgebaut werden. Die Motivation wird nicht gefördert, da es keine kontinuierliche Entwicklung der Lernschritte gibt, das heißt Unterrichtsziele können nicht sukzessiv aufgebaut und motorische Lernprozesse nicht eingehalten werden. Frustrationen tritt bei den Frauen ein, die sich eine tatsächliche Besserung oder Klärung ihrer Situation erhofft haben.	Die einzige freie Zeit geht für diese Frau verloren. Die Konzentration ist bei Niemandem gewährleistet, da ein „erzählendes" oder weinendes Baby alle Aufmerksamkeit auf sich lenkt. Einige Frauen mit Babys nehmen die Gymnastik nicht mehr so ernst, andere Frauen fühlen sich in ihrer Konzentration gestört.

	„Geschlossene Kursform“	„Offene Kursform“	Kurse mit Anwesenheit von Babys
			Babys sind spätestens nach 40 - 45 Minuten sehr unruhig und die Stunde ist somit zumeist zuende. Den Frauen entgeht die Dehnungs- und Entspannungsarbeit sowie ein angemessener Stundenausklang.
Anforderung an die Kursleitung	Die strukturierte Vorgehensweise hilft der Kursleitung in Ruhe das Konzept durchzuarbeiten, ohne einen thematischen Schwerpunkt wegzulassen. Die Konzeptorientierung gibt der Kursleitung die Sicherheit des „roten Fadens“, womit sie sich den eigenen Qualitätsanspruch erhält und mit einer souveränen Performance auftreten kann.	Um einen solchen Kurs zu leiten, bedarf es langjähriger Erfahrung, ausgezeichneter Beobachtungsgabe und großer Differenzierungsfähigkeit, um Probleme und Bedürfnisse einer jeden Teilnehmerin zu erkennen und diese adäquat zu „bedienen“. Der seriöse Auftritt der Kursleitung wird schwierig, da sie kaum interaktive und vertrauenswürdige Prozesse aufbauen kann. Eigene Unzufriedenheiten und Frustrationen möglich.	Die Kursleiterin wird möglicherweise irgendwann überfordert sein und nicht mehr professionell arbeiten können. Ihr Job ist die eigentliche Unterrichtsleitung und nicht die der gleichzeitigen „Kinderfrau“ (zu dieser Erkenntnis bin ich selber durch meine Erfahrung gelangt).
Fazit	Empfehlenswert Diese Kursform wird sämtlichen pädagogischen, soziologischen, sportwissenschaftlichen sowie gruppensoziologischen Gesetzmäßigkeiten gerecht.	Nicht empfehlenswert Diese Kursform wird weder pädagogischen, noch soziologischen und erst recht nicht den sportwissenschaftlichen Gesetzmäßigkeiten gerecht.	Bedingt empfehlenswert Wenn eine zusätzliche Kinderbetreuung gewährleistet ist, gut realisierbar.

Kurszeiten

Hier weichen die Meinungen sehr weit auseinander und alle möglichen Zeiten werden angeboten.

Gymnastikkurse sind in den Morgenstunden für diejenigen geeignet, die zu Hause sind und keine weiteren festgelegten Termine wahrnehmen müssen, oder die sich ihre Arbeit zum Beispiel durch Schichtdienst einteilen können. Berufstätige Frauen, die in Kernzeiten arbeiten, können diese Angebote zumeist nicht nutzen. Die ideale Zeit für einen Morgenkurs ist zwischen 9 und 11 Uhr.

Kurse am frühen Nachmittag können häufig nicht genutzt werden, wenn größere Kinder im Haus sind.

Finden die Kursstunden abends oder an Wochenendtagen statt, so erreichen Sie sämtliche interessierte Frauen und eine Kinderbetreuung ist zumeist nicht erforderlich. Ideal sind Abendstunden zwischen 18 und 20 Uhr.

Räumliche Gegebenheiten

Ideal ist ein ausreichend großer Raum, in dem sich jede Frau stehend um die eigene Achse drehen kann, ohne gegen die nächste stehende Frau zu stoßen (circa 2 m^2 pro Frau). Gut belüftet sollte er sein, wohl temperiert, Tafel, Overheadprojektor oder Flip-Chart, Möglichkeit zur musikalischen Untermalung der praktischen Übungseinheiten, ruhige Umgebung, keine „Zublickmöglichkeiten" (geschützter Raum für die Frauen), Medien wie Hocker, Sitzballkissen, Bälle verschiedener Größen, Therabänder, Musik und ein Spiegel.

Auch die Frauen sollten sowohl für den theoretischen, als auch für den praktischen Bereich ausgestattet sein. Sie sollten ihre Tücher, Decken, Kissen, Socken, aber auch ihre „Beckenbodentagebücher" selber mitbringen.

Weitere Informationen zur medialen Ausstattung für den theoretischen Bereich finden Sie im Kapitel Unterrichtsmedien auf Seite 84.

Honorierung und Abrechnung

Der Honoraranspruch pro Unterrichtsstunde orientiert sich an den örtlichen Gegebenheiten (städtische, ländliche Gebiete, soziale Brennpunkte, Wohnlage usw.), an der Kursleiterqualifikation, am Bekanntheitsgrad der Kursleitung, an der Verteilermöglichkeit, an der Mitbewerbersituation, jedoch auch am räumlichen Ambiente, der Verkehrsanbindung, der möglichen erreichbaren Teilnehmerinnenzahl usw.

Im Allgemeinen liegt das Stundenhonorar zwischen 5 und 7 Euro pro Stunde. Damit bei den angemeldeten Frauen keine Missverständnisse aufkommen, empfehle ich Ihnen die vorherige schriftliche verbindliche Anmeldung und die Liquidierung des Gesamtbeitrages vor Kursbeginn. Denn schließlich möchten auch Sie Ihre Bemühungen fair und leistungsgerecht honoriert bekommen.

Im Allgemeinen haben Frauen die „Beckenbodengymnastik" selber zu finanzieren, es sei denn, diese wird im Rahmen von Geburtsvorbereitungs- und/oder Rückbildungskursen von Hebammen durchgeführt und mit den Kassen abgerechnet. Im Rahmen der Geburtsvorbereitungs- und Rückbildungskurse können diese Stunden wie jede andere Kursstunde abgerechnet werden. Den Frauen, die sich nicht in dieser Situation befinden, wird diese Beckenbodengymnastik häufig von Ärztinnen verordnet/rezeptiert und von Physiotherapeutinnen durchgeführt, die ihrerseits das Honorar mit den jeweiligen Krankenkassen abrechnen. Hebammen können diese Ansprüche bisher überraschenderweise nicht beziehungsweise nur in Ausnahmefällen geltend machen.

Glücklicherweise ist der im Sozialgesetz festgeschriebene „Präventionsparagraph" 20 nach jahrelanger Streichung wieder neu „aufgelegt" worden. Das bedeutet, dass Krankenkassen wieder verpflichtet sind, Kosten für etliche Präventionskurse - so auch möglicherweise Beckenbodengymnastik - zu erstatten, wenn ausreichende fachliche Qualifikationen vorliegen. Diese Erstattung ist jedoch keine „Muss-Regel", sondern eine „Kann-Regel" und muss im Einzelfall mit der jeweiligen Krankenkasse abgeklärt beziehungsweise verhandelt werden. Es macht sicherlich Sinn, wenn Sie Ihren ortsansässigen Kassen Fort- und Weiterbildungsnachweise vorlegen können.

Vertragliche Bindung

Bis zur Kursdurchführung bedarf es einer Menge Vorarbeit, die von der Kursleitung oder anbietenden Organisation geleistet wird. Zum Beispiel Konzeptentwicklung, Erstellen und Vervielfältigung von Kopiervorlagen, Zielgruppen- und Mitbewerberrecherche, aber auch Raumsuche gegebenenfalls mit Abschluss eines Mietvertrages, eigene zeitliche Bindung, Entwicklung und Verteilung von Werbebroschüren, Postbearbeitung, Vertragsbearbeitung, Zeit für Telefonate, Erwerb von Unterrichtsmedien.

Interessierten Teilnehmerinnen fehlt häufig das Bewusstsein und Interesse für die zeitliche, organisatorische und finanzielle Vorlage und ich ärgere mich jedes Mal, wenn sich Frauen nur mündlich zum Kurs anmelden, später nicht oder nur partiell erscheinen und die Honorierung der Bemühungen nicht einsehen. Hier haben Kursleiterinnen keine Handhabe, ihre Bemühungen finanziell geltend zu machen. Aus dem Grund verlasse ich mich nicht mehr auf mündliche Vereinbarungen, sondern binde meine Klientel mit dem nachfolgend vorgestellten Vertrag.

Vor allem für die Kolleginnen, die erst jetzt mit Kursangeboten beginnen, wird es interessant sein, sich über vertragliche Bindungsmöglichkeiten zu informieren, um von vornherein finanzielle Missverständnisse auszuschließen.

Vertrag/Vereinbarung

___

zwischen Frau (im Folgenden Kursleiterin genannt) und

___

Frau (im Folgenden Teilnehmerin genannt)

___

wohnhaft in
wird folgendes vereinbart:

Die Teilnehmerin belegt bei der Kursleiterin folgenden
Kurs: ________________ von/bis: ________________
Kursgebühr beziehungsweise Umlage von €: _______
Dieser Kurs umfasst _______ Unterrichtseinheiten zu jeweils _______ Minuten.
Andere Vereinbarungen sind zulässig, wenn dadurch die Gesamtzahl von _______ Minuten nicht unterschritten wird.
Da die Unterrichtsstunden aufeinander aufbauen, kann die Teilnehmerin nicht durch andere Teilnehmerinnen ersetzt werden. Die Kursleiterin behält ihren Honoraranspruch auch dann, wenn die Teilnehmerin an der Teilnahme einzelner Stunden – schuldhaft oder nicht schuldhaft – verhindert ist. Eine Rückerstattung der Kursgebühren ist nur im Ausnahmefall (Krankheit/Attest) möglich. Die Teilnehmerin bekommt die Gelegenheit, versäumte Stunden zum gleichen Zeitpunkt eines Folgekurses nachzuholen. Wird der angebotene Kurs im Rahmen der Mutterschutzrichtlinien von den Krankenkassen erstattet (zum Beispiel Geburtsvorbereitung, Rückbildungsgymnastik) und lässt die Teilnehmerin Kursstunden ausfallen, wird hiermit darauf hingewiesen, dass die Kosten von €_______ pro versäumter Stunde von der Teilnehmerin an die betreffende Krankenkasse zurückzuzahlen sind.
Sollte bei der Teilnehmerin ein gesundheitliches Problem vorliegen, so verpflichtet sie sich, einen Arzt zu konsultieren und sich die Unbedenklichkeit an der Kursteilnahme attestieren zu lassen. Das Attest ist der Kursleiterin vorzulegen.
Die Kursleiterin behält sich das Recht vor, eine Mindestteilnehmerinnenzahl von _______ Personen (Empfehlung: 8 bis 15) vorauszusetzen. Wird diese Anzahl unterschritten, erhält die Teilnehmerin ihre Kursgebühr zurück und der Kurs fällt aus.
Die Kursgebühr und Umlagezahlung ist für den gesamten Kurs vor Beginn zu entrichten und wird wie folgt geregelt:
Die Kursgebühr von €_______ und gegebenenfalls die Umlagegebühr von €_______ für Raumnutzung, Kinderbetreuung, Verwaltung (gegebenenfalls für Geburtsvorbereitung und/oder Rückbildungsgymnastik) wird spätestens mit der Anmeldung via Verrechnungsscheck/Überweisung fällig. Der Verrechnungsscheck/Kopie der Überweisung ist der Kursleiterin vor Kursbeginn zuzusenden. Bei vorzeitiger Kündigung des Vertrages bis zu 14 Tagen vor Kursbeginn wird eine Verwaltungsgebühr von 25 Prozent des Gesamtbetrages einbehalten. Bei Abmeldung bis zu zehn Tagen vor Kursbeginn erlischt der Anspruch auf Rückerstattung. Der gesamte Kurs- und Umlagebeitrag wird einbehalten.
Gerichtsstand: ________________
Ich bin mit der hier vorliegenden Vereinbarung einverstanden und gesundheitlich belastbar.

___

Ort, Datum Unterschrift Teilnehmerin

Cave: Hebammen haben laut Gesetz kein Recht, ihre Umlagegebühren auf die Teilnehmerinnen für Geburtsvorbereitungs- und Rückbildungskurse zu verteilen.

Kursausschreibung

Sicherlich ist es sinnvoll, wenn Sie die Möglichkeit eines großen Verteilers nutzen. Hierzu eignet sich die Zusammenarbeit mit Arzt-, Hebammen- und Physiotherapiepraxen, Krankenhäusern, Apotheken, mit dem Gesundheitsamt, aber auch mit Frauengesundheitszentren, karitativen Einrichtungen usw. Diese Art der Zusammenarbeit wird weitestgehend positiv angenommen. Ich gehe zumeist so vor, dass ich mich bei der zuständigen Person zu einem ersten Gespräch telefonisch anmelde. Während des Gesprächtermins präsentiere ich in Kurzform mein Programm und bitte um Auslage meiner Broschüren, beziehungsweise Visitenkarten. Bedenken Sie, dass Sie Ihre Kurse frühzeitig ausschreiben und einen Anmeldestop festlegen sollten. Für Rückfragen sollten Sie telefonisch erreichbar sein.

Der nachfolgende Text ist eine Anregung für eine mögliche Kursausschreibung. Ich habe versucht, sämtliche Kursinhalte in kurzer Form transparent zu machen.

„Ganzheitliche Beckenbodenschule & Beckenbodengymnastik" ist eine ganzheitliche, medizinpädagogisch orientierte Therapie- und Gymnastikform, die den Bereich des Beckenbodens in seiner Funktion (wieder) aufbaut, stützt und für Frauen jeglichen Alters gedacht ist. Durch dieses neuartige Kurskonzept und konsequentes Training können Senkungs- und Inkontinenzprobleme, immer wiederkehrende Blasenentzündungen, Beschwerden im Lendenwirbelbereich, unklare Unterbauchbeschwerden, Krampfaderprobleme gelindert und vorgesehene Unterleibsoperationen möglicherweise vermieden werden. Intensive Aufklärung zu den Themen Aufbau sowie Funktionen des weiblichen Beckenbodens und der dazugehörigen Organe, unterschiedliche Krankheitsbilder und Behandlungsmöglichkeiten gibt den Teilnehmerinnen mehr Klarheit und Bewusstsein ihrem eigenen Körper gegenüber. Sie lernen, ihren Körper besser zu verstehen, ihn zu interpretieren und sowohl ihre Blase als auch ihren Darm besser in den Griff zu bekommen.

Das kombinierte Training im Beckenboden-, Wirbelsäulen-, Venen- und Entspannungsbereich sowie viele praktische Tipps und Infos unterstützen den Behandlungserfolg des Beckenbodentrainings. So wie in jeder anderen Schule auch, werden Sie mit „Hausaufgaben" nach Hause gehen ...

Dieser Kurs dient sowohl dem Beckenbodenschutz (Prävention), aber auch als Vorbereitung für eine anstehende Unterleibsoperation und der sporttherapeutisch und medizinpädagogisch angelehnten Nachbehandlung.

Das Konzept: Ganzheitliche Beckenbodenschule & Beckenbodengymnastik

Das Konzept „Ganzheitliche Beckenbodenschule & Beckenbodengymnastik" beinhaltet einen zehn Stunden umfassenden Grundkurs (5 x 2 Stunden) und einen zehn Stunden umfassenden Aufbaukurs (10 x 1 Stunde).

Die Grundkursstunden umfassen jeweils eine theoretische und eine praktische Unterrichtseinheit, die sich gegenseitig bedingen und aufeinander aufbauen. Nachdem die wichtigen theoretischen Inhalte vermittelt worden sind, folgt ein zehn Stunden umfassender Aufbaukurs mit fast ausschließlicher Körperarbeit.

Während Ihrer Kursvorbereitung werden Sie spüren, dass das Konzept auch für Sie als Kursleiterin anspruchsvoll ist. Aufgrund der Themenvielfalt ist sowohl eine gute Vorbereitung als auch eine straffe Kursdurchführung nötig. Sollten Sie die Themen nicht in zehn Kurseinheiten durchführen können, obliegt es Ihrer Entscheidung, die fehlenden Inhalte gegebenenfalls auf weitere Stunden zu verteilen.

Die Verbindung von Theorie und Praxis wird durch zahlreiche Arbeitsblätter unterstützt, die Sie ab Seite 110 finden. Hierzu gehören auch Informationen zu weiteren flankierenden Maßnahmen wie zum Beispiel alternative Therapiemöglichkeiten und Hinweise zur Ernährung.

Aktivieren Sie die Interaktion in der Gruppe, die Eigeninitiative, den Mut und das Selbstvertrauen. Holen Sie „Ihre Frauen" während der Unterrichtsstunden aus den „Lehnstühlen". Fordern Sie zur Aktivität, zur Offenheit und zum Gruppendialog auf. Sie werden schnell spüren, wie positiv sich diese Art des Unterrichtens auf jede einzelne Frau auswirkt und wie wichtig und befreiend Dialoge für viele Frauen sind. Sie tun sich und den Frauen keinen Gefallen damit, wenn ausschließlich Sie selber „Fachmonologe" halten, jedoch nicht hinterfragen, was von wem wie gespürt und betrachtet wird.

Ziele des Kurses

Um umfangreiche Inhalte anbieten zu können, sollten Sie sich über die Ziele und Inhalte des Gesamtkurses sowie der einzelnen Stunden klar sein. Welche Ziele sollen die Frauen mit Ihrem Kurs erreichen?

- Mut zur Eigeninitiative, zum Aufbau des Selbstvertrauens und der Selbstverantwortung stärken
- Hilfe zur Selbsthilfe erlernen
- Anatomische und funktionelle Zusammenhänge und Therapien erfassen
- Die eigene Basis wahrnehmen und ein bewusstes Gefühl für die Spannung und Entspannung entwickeln
- Verbindung zwischen Beckenboden- und Rückenarbeit herstellen, dieses Wissen in die Aktivitäten des täglichen Lebens (ATL) integrieren
- Funktionelle Beckenbodenarbeit mit den Synergisten, Reflexzonen und der Atmung erlernen und verinnerlichen
- Zusätzliche Hilfen zur Gymnastik kennen lernen und einsetzen

Inhalte des Kurses

- Information über Krankheitsbilder, deren Ursachen und Behandlungsmöglichkeiten
- Elemente der Rückenschule (Selbstbeobachtung, Heben, Tragen, Gehen, Sitzen, Stehen, Atmen, Gang- und Haltungsschule)
- Elemente der Gesundheitsschule (Selbstbeobachtung, Ernährung, Gewicht, Verdauung, Schuhwerk)
- Körperbewusstsein, Körpererfahrung und Sensibilisierung für das Thema Beckenboden
- Angepasste, gesundheitsschonende aufbauende Gymnastik und Entspannung
- Austausch und Reflexion, Abbau von Hemmungen und Mut zur Offenheit und zur Selbsthilfe

Zielgruppendefinition

Bevor Sie diesen Kurs anbieten, sollten Sie die Vielfalt der Zielgruppen beleuchten. Empfehlenswert ist es, auch die Frauen anzusprechen, die nicht unbedingt an einem konkreten Beckenbodenproblem leiden, sondern die an der Entwicklung des eigenen Körpergefühls und der Wahrnehmung interessiert sind.

Angesprochen werden können Frauen in jeder Altersklasse. Priorität haben jedoch folgende:

- Frauen in der Schwangerschaft, im Wochenbett und in der Rückbildungszeit
- Frauen mit konkreten Beckenboden-, Senkungs- und Inkontinenzproblemen
- Frauen mit diffusen Rücken- und Unterleibsbeschwerden
- Frauen, die ihr Körperbewusstsein ausbauen, die ihren Körper besser verstehen, erspüren und erfahren wollen
- Frauen, die an ihrer sexuellen Sensitivität und Energie arbeiten wollen.

Mit „älteren Frauen" oder Frauen, die nicht schwanger gewesen sind, haben Hebammen im Allgemeinen nichts zu tun, aber mit gut strukturierten Konzepten haben wir auch für diesen Personenkreis gute Instrumente, um bestimmten Krankheitsverläufen entgegenzuwirken.

Das Konzept

Die Übersichten der Stundenbilder zum Grund- und Aufbaukurs geben eine Orientierung über die Richtung des Gesamtkursangebotes und stellen eine Verknüpfung der theoretischen und praktischen Einheiten dar.

Empfohlene Workouts zu den einzelnen Stunden finden Sie im letzten Kapitel, dem „Workoutbook".

Der Grundkurs

Strukturübersicht

Aus zwei guten Gründen beginnt jede Kurseinheit - mit Ausnahme der ersten - mit der Körperarbeit. Zum einen hebt die aktive Arbeit die Stimmung und die Frauen fühlen sich nach dem Sport lockerer, frischer und aufgeschlossener für den Theorieteil. Andererseits kann es passieren, dass eine Gymnastikstunde ausfällt, wenn sich die Gruppe zeitlich zu intensiv mit einem Thema beschäftigt. Das sollte vermieden werden, damit die Körperarbeit nicht zu kurz kommt.

Die theoretischen Themen baue ich aufeinander auf und ordne die „Hausaufgaben" sowie die praktischen Gymnastik- und Körperarbeitseinheiten den theoretischen Inhalten zu. Ich habe die Erfahrung gemacht, dass die Frauen mit dieser Vorgehensweise über die Selbstwahrnehmung und Selbstbeobachtung zur Selbsterkenntnis gelangen. Darüber hinaus sollte sich jede Frau ein „Beckenbodentagebuch" zulegen, um sich alles Wissenswerte - und dazu gehören ganz sicher auch die praktischen „Hausaufgaben" - aus dem Kurs notieren zu können.

Kurseinheit	Theorie	Praxis
1. Kurseinheit	a) Gegenseitiges Kennenlernen, TeilnehmerInnen stellen sich vor (persönliche Ziele, Problembeschreibung ist eventuell zu früh), grobe „Anamnese". Dann: Transparenz und Vertrauen schaffen b) Nur im Ansatz: Anatomie, Physiologie, Pathophysiologie ➔ Vergabe „Miktions-, Wind- und Stuhlprotokoll I"	Körperbewusstsein, Kontaktatmung, Beckenbodenbewusstsein, Entspannung
2. Kurseinheit	a) Besprechung der „Hausaufgaben" (Probleme, Erfolge, weitere Fragen?), gegebenenfalls auch Miktionsprotokoll b) Inkontinenzformen c) Miktionshäufigkeiten, Flüssigkeitszufuhr d) Verdauung und Gewicht (kleiner Vortrag) ➔ Vergabe „Selbsttest 1" und „Selbsttest 2"	a) Übungswiederholung der ersten Stunde b) Hinführung auf Beckenbodenisolation ohne Synergisten, Vertiefung des „Bebobewusstseins"
3. Kurseinheit	a) wie 2. Kurseinheit b) „Ernährungsprotokoll"; Thema Körpergewicht mit Ernährungstipps, Infos c) Bei Interesse: Wissensvertiefung zu unterschiedlichen Therapiemöglichkeiten (kleiner Vortrag) ➔ Vergabe „Miktions-, Wind- und Stuhlprotokoll II" ➔ Vergabe „Zusätzliche Empfehlungen"	a) Übungswiederholung der zweiten Stunde b) Hinführung auf Beckenbodenisolation mit Synergisten
4. Kurseinheit	a) wie 2. Kurseinheit b) Thema „Disziplin": „Wer ist stärker: meine Blase oder ich?" (Selbstbewusstsein stärken, Miktionszwischenzeiten verlängern) c) Das Thema „Beckenboden- und Rückenschulelemente" ➔ Vergabe „Blasen-, Wind- und Stuhltrainingsprotokoll"	a) „Rückenschule": beckenboden- und rückenschonendes Heben, Tragen, Sitzen, Stehen usw. b) Vertiefung des Beckenbodenbewusstseins (Wiederholung bekannter Übungen)
5. Kurseinheit	a) wie 2. Kurseinheit b) Thema: „Disziplin" , Miktionszwischenzeiten verlängern ➔ Vergabe „Aktivitäten des täglichen Lebens"	a) Wirbelsäulengymnastik b) Verstärkung der Übungen durch Aktivierung der Reflexbögen, Atmung und Entspannung; Entspannungspositionen für den Beckenboden

Die Kurseinheiten

Erste Kurseinheit

Hauptthemen: Anatomie des Beckenbodens und Senkungserscheinungen

Zu Kursbeginn motiviere ich die Frauen zum offenen Dialog. Gibt es „mutige" Frauen im Kurs, dann lasse ich sie von ihren Problemen erzählen, nötige jedoch niemanden dazu. Dann folgt ein kleiner, circa zehnminütiger Vortrag über die Beckenbodenanatomie und Descensusentwicklung mit entsprechenden Grafiken, Fotos und Zeichnungen. Bei entsprechender Motivationslage erhalten die Frauen das „Miktions-, Wind- und Stuhlprotokoll I". Dieses können sie für den Zeitraum von jeweils drei Tagen ausfüllen, um sich einen ersten Überblick über das tatsächliche Ausmaß ihrer Erkrankung zu verschaffen. Das Protokoll finden Sie auf Seite 110.

Diese Kopiervorlage dient den Frauen der Wahrnehmung und der Sensibilisierung, denn erst mit der minutiösen Auflistung der Inkontinenzereignisse wird vielen Frauen das wahre Ausmaß des Problems bewusst. Viele Überraschungseffekte werden folgen. Weiterhin lernen sie, an der eigenen Disziplin zu arbeiten, die hier durch die regelmäßigen Notizen trainiert wird.

Hintergrund für den Dialog: Das Erkennen der Tatsache, dass sie nicht alleine an diesem Problem leiden und dass sie nun ein Forum gefunden haben.

Hintergrund für das Protokoll: Bewusstmachung ihres Problems, denn hiermit nehmen die Frauen teilweise zum ersten Mal ihre „wirkliche Miktionshäufigkeit" wahr.

Zweite Kurseinheit

Hauptthemen: Inkontinenzerkrankungen, Miktion, Verdauung und Gewicht

Vor oder während des Erwärmungsteils der Gymnastik checke ich die Stimmung und lasse die Frauen - bei entsprechender Motivation - kurz über die bisher gemachten Erfahrungen reden. Zwischen der Gymnastik und dem Theorieteil (in der sich die Frauen umziehen) bleibt häufig die Möglichkeit, kurz auf die zurückgegebenen Miktionszettel zu schauen und sich ein erstes Bild zu machen.

Nach der Gymnastik folgt ein kurzer Vortrag über einzelne Inkontinenzformen mit Informationen dazu, was diagnostisch und therapeutisch möglich ist. Dann gehe ich auf die normalüblichen Miktionshäufigkeiten ein, die sich je nach Flüssigkeitsmenge auf circa fünf bis sieben Mal pro Tag reduzieren sollten. Dabei erwähne ich die Wichtigkeit der ausreichenden Flüssigkeitszufuhr von mindestens zwei Litern. Diese ist unter anderem für die Versorgung unseres Kreislaufes, für den Abtransport der Schlackenstoffe, aber auch für gesunde, beckenbodenfreundliche Verdauung wichtig. Oftmals ist es so, dass inkontinente Frauen „aus Angst vor dem Auslaufen" zu wenig trinken und sich damit schaden. Durch eine zu geringe Trinkmenge verhärtet sich der Stuhlgang, was zur Folge hat, dass sie den Darminhalt beckenbodenungerecht herauspressen müssen. Weiterhin leiden inkontinente Frauen oftmals an chronisch rezidivierenden Cystitiden, welche sich unter anderem auch aus der zu geringen Flüssigkeitsmenge ergeben. Die Frauen sind zunächst schockiert über die große Trinkmenge, aber aufgrund der zunehmenden Zuversicht und Sicherheit, die sich durch ihre neue Körperarbeit (Selbstbeobachtung, Selbstkontrolle, Gymnastik) entwickelt, verlieren sie langsam die Angst vor den großen - bisher schlecht oder überhaupt nicht zu kontrollierenden - Urinmengen und gewinnen neue Selbstsicherheit.

Das nächste theoretische Thema bewegt sich rund um das Gewicht, denn der Beckenboden verträgt weder ein zu starkes Über- noch ein ausgeprägtes Untergewicht. Übergewicht vergrößert den Druck auf den Beckenbodenbereich, wodurch Descensusformen verstärkt werden können. Ist eine Frau jedoch untergewichtig, kann davon ausgegangen werden, dass - wie sämtliche andere Muskelbereiche im Körper auch - der Beckenboden unterernährt ist, beziehungsweise „verhungert". Allein aus diesem Grund ist er nicht mehr in der Lage, seiner eigentlichen Arbeit nachzukommen. Eigentlich schwer vorstellbar: Die „Frauentypen" haben völlig unterschiedliche Ernährungs- und Gewichtsprobleme und trotzdem die gleiche Krankheitskonsequenz!

Ich motiviere zum weiteren Dialog im Plenum. Weiterhin verteile ich einen Fragebogen, der die Situationen darstellt, in denen sie ihr Wasser, ihre Blähungen oder Stuhlgang verlieren (zum Beispiel nach einem Belastungs- oder Psychostressereignis).

Mit den Selbsttests können die Frauen nach Vermittlung des theoretischen Hintergrundes die Form ihrer wahrscheinlichen Inkontinenz selber herausarbeiten. Damit finden sie zum Teil Bestätigung ihrer Vermutungen und eine relative Sicherheit über die Art ihres Problems. Die Selbsttests finden Sie auf Seite 111.

Dritte Kurseinheit

Hauptthemen: Ernährungstipps, Biofeedback und Muskelstimulation des Beckenbodens, naturheilkundliche Therapiemaßnahmen

Die Stunde beginnt mit Gymnastik. Da die Einheit unter anderem das Thema „Ernährungstipps" beinhaltet, gehe ich schon im Erwärmungsteil auf die zusätzliche Nahrungs- und Flüssigkeitsaufnahme ein, die sie durch die sportliche Betätigung benötigen (siehe hierzu im Kapitel „Grundlagen der allgemeinen Sport- und Trainingslehre“ den Abschnitt „Flüssigkeits-, Kalorien- und Mineralstoffzufuhr“).

Im Anschluss an die Gymnastikeinheit erhalten interessierte und/oder „essunbewusste“ Frauen ein Ernährungsprotokoll, das sie für die nächsten drei Tage ausfüllen können. Diese Protokolle besorge ich von den ortsansässigen Krankenkassen. Mit dieser Strategie werden den Frauen ihre tatsächlichen „Esssünden“, beziehungsweise „Essdefizite“ klar. Thema ist auch eine „beckenbodengerechte Ernährung“ (siehe hierzu auf Seite 117 „10 goldene Regeln für einen aktiven und stabilen Beckenboden“).

Bei beckenbodengeschädigten Frauen geht es neben der Vermeidung von Über- oder Untergewicht hauptsächlich um die Vermeidung weiterer Beckenbodentraumatisierungen zum Beispiel durch starkes Herauspressen aufgrund eines zu festen Stuhlganges. Dieser kann zum einen durch Darmträgheit, verursacht zum Teil durch Medikamente, Bewegungsdefizite, ungünstige Ernährung, aber auch durch eine verminderte Flüssigkeitszufuhr entstehen. Unterschiede der „wertvollen und wertlosen“ Kohlehydrate werden erklärt, die Vorzüge der wertvollen Kohlehydrate und ballaststoffreichen Nahrungsmittel hervorgehoben und die flüssigkeitsreiche makrobiotische Vollwertkost empfohlen. Gerne ziehe ich mich zurück, wenn es Frauen gibt, die ein fundiertes Wissen zum Thema haben und die Dinge klar darstellen können. Informationsblätter zur Ernährung und Adressen von ErnährungsberaterInnen runden das Thema ab.

Anschließend gebe ich Informationen zur Biofeedback- und Muskelstimulationstherapie (siehe Kapitel Medizintechnik Seite 48 ff).

Dann erfolgt die Vergabe des „Miktions-, Wind- und Stuhlprotokolls II“ (siehe Seite 114). Auch jetzt sind weitere Gespräche wichtig. In diesem zweiten Protokoll tragen die Frauen neben den Häufigkeiten der unwillkürlichen Urin- und/oder Stuhlverluste auch die Situationen ein, in denen sie inkontinent sind. Das Ziel ist hier eine weitere Aktivierung und relative Klärung, denn mit diesem Protokoll erkennen sie möglicherweise, ob bei ihnen eine „reine Form“ oder eine „Mischform“ der Inkontinenz vorliegt. Sie nehmen beispielsweise wahr, dass sie den Urin oder Stuhlgang zwar mehrfach bei körperlichen Belastungen, jedoch auch in der einen oder anderen Psychostresssituation verlieren.

Abschließend erhalten die Frauen als weitere Anregung eine Kopie über „Alternative Therapiemaßnahmen“ (siehe Seite 121). Interessierte Frauen informieren sich aufgrund dieser Anregungen in der Apotheke oder bei ihrer Heilpraktikerin. Oftmals präsentieren sie dann in späteren Stunden die Ergebnisse ihrer Recherchen und bereichern damit den gesamten Kurs.

Vierte Kurseinheit

Hauptthemen: Beckenboden- und Rückenschule, Disziplin

Die Stunde steht im Zeichen der Beckenboden-, Rücken- und Haltungsschule. Hier erarbeite ich mit den Frauen das rücken- und beckenbodengerechte Aufstehen, Hinsetzen, Hinlegen, Tragen, Putzen, Bügeln und ähnliches, denn wenn die Körper- und Rückenhaltung nicht optimal ist, kann sich auch der Beckenboden nicht stabilisieren. Dieses Wissen und die Umsetzung dessen sollte unbedingt zu einem festen Bestandteil in den Köpfen und in das Bewegungsmuster der Frauen werden. Bei genügend Zeit gehen wir auf den Parkplatz zu einem Auto und probieren das gerechte Einsteigen, Aussteigen, Sitzen, Ein- und Ausladen aus. Auch der „Plastiktütentest" wird geübt: Eine Tüte wird auf den Sitz gelegt und mehrere Frauen können bei Interesse ausprobieren, mit geradem Rücken und leicht angehobenen Beinen ins Auto „hineinzurutschen". Die Leichtigkeit dieser Übung und das angenehme „in den Sessel rutschen" wird bestimmt begeistern! In dieser lustigen Runde sollte noch mal das Thema Disziplin angesprochen werden. Hier ist der Erfahrungsaustausch ganz wichtig, um eigenen Wahrnehmungen zu trauen, um sich bestätigt zu fühlen, oder um sich noch ein paar Tipps geben zu lassen, die jetzt häufig aus der Gruppe kommen.

Der weitere Punkt dieser Kurseinheit ist das Gespräch über bisherige Protokolle und über die Möglichkeiten, jetzt gegebenenfalls auch mit eigener Sicherheit zur ÄrztIn zu gehen. Wenn sich die schwer betroffenen Frauen noch keiner Urologin, Gynäkologin oder Neurologin anvertraut haben, können sie nun mit ihren eigenen „relativen Diagnosen" entsprechende Therapeutinnen aufsuchen und um weitere Hilfen bitten. Selbst wenn sie schon in einer Behandlung sind, werden diese parallel laufenden Beobachtungen möglicherweise zur weiteren Diagnosesicherheit beitragen. Meiner Erfahrung nach wird diese Eigeninitiative von vielen Medizinerinnen begrüßt, denn hiermit können sie zumeist zügiger und effektiver an das Problem herangehen.

Gleichzeitig füllen die Frauen ab jetzt ihr „Blasentrainingsprotokoll" aus. Das Ausfüllen gibt ihnen Bestätigung und Sicherheit über ihre Wahrnehmungen und Probleme. Möglicherweise erkennen sie hier, dass sich das ganzheitliche Training bereits positiv auswirkt.

Mit diesem Trainingsprotokoll sollen solche Frauen ihre Disziplin entwickeln, die an einem zu früh gesendeten Druck- und Entleerungsimpuls leiden. Sie sollen lernen, ihre Blase unter Kontrolle zu bringen. Mit jedem Vorsatz, die Blase ein bis zwei Minuten länger warten zu lassen, kommen sie recht schnell ihrem Bedürfnis nach einem langen Aushalten nahe. Verstärkt wird dieses Umsetzen durch das Aufschreiben der Zeiten.

Fünfte Kurseinheit

Hauptthemen: Beckenboden- und Rückenschule, Reflexzonen, gegebenenfalls Sexualität

Zunächst wird wieder die Gymnastik durchgeführt. Bei Bedarf kann kurz über die bisherigen Erfahrungen geredet werden. Die Zusammenhänge der Reflexbogen des Beckenbodens und die praktischen Zusammenhänge sind Thema.

Da die vierte Kurseinheit inhaltlich sehr anspruchsvoll ist, erhalten die Frauen eine Zusammenfassung „Aktivitäten des täglichen Lebens" (siehe Seite 115). Diese kann auch unvollständig verteilt werden und von den Frauen mithilfe einer kurzen Wiederholung selber ausgefüllt werden. Die nächste ausgehändigte Kopie sind die „10 goldenen Regeln für einen aktiven und stabilen Beckenboden" (siehe Seite 117), die den Rückenschulworkshop vervollständigen und das Wissen verinnerlichen.

Hat sich die Anleiterin einen guten Überblick über die Gruppe und über jede einzelne Frau verschaffen können, bietet es sich an dieser Stelle an, die Zusammenhänge zwischen Sexualität und Beckenboden zu erläutern. Hierzu gilt jedoch Folgendes zu überdenken:

Beim Beckenbodentraining kommt es auf die Zielsetzung der jeweiligen Gruppe beziehungsweise der einzelnen Frau an. Mit dem Thema Sexualität treten Sie den Frauen möglicherweise zu nahe und überschreiten gegebenenfalls persönliche und psychologische Grenzen, die nicht überschritten werden sollten.

Frauen mit schweren Inkontinenz- und Senkungsproblemen haben primär gesundheitliche Ziele. Das Thema Sexualität ist für sie in der Regel zweitrangig.

Lassen Sie das Beckenbodentraining nicht zu „Sexercises" verkommen, denn die Beckenbodengymnastik hat à priori eine medizinisch-therapeutische Dimension und der Leidensdruck Ihrer Inkontinenzklientinnen ist möglicherweise zu groß, um sie neben der Lösung ihres eigenen Problems mit dem „Luxusthema Sex" zu konfrontieren oder zu überlasten.

In einem seriösen und anspruchsvollen Unterricht tastet sich die Kursleiterin zunächst an das eigentliche Thema Inkontinenz heran. Die Frauen hierfür zu öffnen ist teilweise schwierig genug. Wenn überhaupt, dann sollte sich eine Kursleiterin erst nach Sensibilisierung, Öffnung und Abschluss der gynäkologischen-urologischen Themen sensibel und vorsichtig an das Thema Sex heranarbeiten. Sie registriert die Reaktionen und entscheidet daraufhin, ob und in welchem Rahmen sie diesen - sicherlich sinnvollen - Unterrichtsinhalt präsentiert.

Möchten Sie das Thema Sexualität in den Kurs integrieren, dann sollten Sie zunächst unter anderem recherchieren:

Ist den Frauen das Thema Sexualität überhaupt wichtig, möchten sie vorrangig ihren weiblichen Körper besser kennen lernen oder interessieren sie sich in erster Linie für die Behebung ihrer Beckenbodenprobleme? Möchten sie mit dem Beckenbodentraining zusätzlich und konkret auch ihre sexuelle Empfindungsfähigkeit erhöhen?

Meine eigenen Erfahrungen haben gezeigt, dass etliche Frauen das Thema Sexualität als ihr eigenes und persönliches Thema behalten wollen und es nicht im Plenum diskutieren möchten. Anderen Frauen ist dieses Thema - vor allem in der Gruppendiskussion - einfach zu unangenehm und peinlich.

Viele Frauen haben keine ausgeprägte Beziehung zu diesem Thema. Etlichen Frauen, die ihre „Wechseljahre" hinter sich gebracht haben, fehlt die sexuelle Stimulation durch die Sexualhormone und viele sind dieser Sache „biologisch müde". Häufig werden Frauen auch noch von ihren Männern sexuell bedrängt. Wir sollten uns dort nicht eingliedern, auch nicht verbal.

Nicht nur die „postklimakterischen Frauen" sondern auch eine sehr große Zahl jüngerer Frauen (und viele junge Mütter!) gewinnen aus unterschiedlichen Gründen keine Beziehung (mehr) zur Sexualität. Da mögen erziehungs- und religiös bedingte Themen, Überlastungssyndrome, Schlafdefizite, familiäre, soziale und gesundheitliche Probleme, wie auch emotionale Probleme (mit oder gerade wegen des Partners) aber auch Zeit- und „Gelegenheitsprobleme" eine wichtige Rolle spielen. Sehr häufig liegen auch tiefe psychische und physische Traumata unterschiedlichster Ursache vor.

Traurige Beispiele: Viele Frauen sind Vergewaltigungs- oder Inzestopfer und die allerwenigsten arbeiten ihr Trauma auf. Aus verständlichen Gründen weigern sie sich, dieses Thema in unserem Gymnastikforum anzugehen. Durch die Auseinandersetzung können diese Erlebnisse reaktiviert werden und bei missbrauchten Frauen dramatische psychische Syndrome auslösen.

Wenn Sie keine Psychologin oder Psychotherapeutin sind, werden Sie die betreffenden Frauen niemals auffangen können! In dem Fall möchte ich Ihnen dringend empfehlen, „Ihre Frauen" nicht zu nötigen, denn ab dem Augenblick überschreiten Sie Kompetenzen, die nicht in Ihre, sondern in professionell psychologisch geschulte Hände gehören.

Versuchen Sie diese Befindlichkeiten zu spüren, zu respektieren und zu berücksichtigen. Spüren Sie sich selber nach und entscheiden Sie, was und wie Sie mit dem Thema Sexualität im Unterricht umgehen möchten.

Wenn sich der Kurs jedoch unisono auf diesen Bereich einstimmen lässt, haben Sie gute Chancen, den Frauen einen erweiterten Horizont in diesem

Bereich zu vermitteln. Wenn sich eine Frau die Zeit für ihren Körper nimmt, wenn sie sich ihrer eigenen Mitte bewusst und sicher ist und wenn sie darüber hinaus das Vermögen erlernt hat, die Beckenbodenmuskeln zu fühlen - und diese bewusst und aktiv im Geschlechtsleben mit einzubeziehen -, hat sie die Chance, völlig neue Erfahrungen im sexuellen Bereich zu machen.

Bei all den kopflastigen Erläuterungen zum Thema sollte jedoch eines nie vergessen werden: Zur Sexualität gehört in erster Linie Liebe, Bereitschaft, ein sensibles Gefühl füreinander, Lust, Stimmung und Abstimmung, Atmosphäre und vieles weitere mehr. Nur das ganzheitliche Zusammenspiel macht die Sexualität zu einem ganzheitlich befriedigenden, glücklichen und energiebringenden Erlebnis!

Spätestens mit dieser letzten theoretischen Kurseinheit soll es für die Frauen konkret an die Behebung ihrer Probleme gehen, falls sie diese nicht schon im Laufe des Kurses gemildert, reduziert oder selber behoben haben. Idealerweise reichen weiterführende Gymnastikkurse oder parallel laufende Medikationen und weitere diagnostische Schritte.

Mitunter werden jetzt auch operative Eingriffe in Erwägung gezogen, die vorab diagnostiziert wurden. Möglicherweise verarbeiten die Frauen ihr Problem jetzt mit einem ruhigeren Gefühl, denn sie haben durch die Kursteilnahme aus eigener Motivation heraus alles mögliche zur Symptomabklärung beigetragen und wissen in etwa Bescheid, was auf sie zukommt.

Hintergrund: Aktive Mithilfe zur konkreten Lösung ihres Problems. Verständnis für unterschiedliche Therapierichtungen. Motivation zum Erhalt ihrer Gesundheit.

Nachtreffen

Hauptthema: Gruppenfeedback

Wenn es meine Zeit erlaubt, verabrede ich mich nach Abschluss meiner Grund- und Aufbaukurse aus folgenden Gründen gerne mit den Frauen: Ich möchte erfahren, inwieweit meine eigenen „therapeutischen" Maßnahmen gegriffen haben, ob nötige Operationen durchgeführt wurden und wie der Erfolg war. Meiner Erfahrung nach wirkt sich ein erneuter Kontakt immer positiv auf das Erinnerungsvermögen und auf die Motivation, weitere Kursangebote in Anspruch zu nehmen, aus.

Der Aufbaukurs

Beim Aufbaukurs ist zumeist nur eine kurze Vorstellungsrunde mit persönlichen Zielen und eventuell Problembeschreibung nötig. Häufig kennen sich die Frauen untereinander aus dem Grundkurs oder kennen zumindest das allgemeine Vorgehen.

Wie im Grundkurs ist es auch in diesem Kurs wichtig, Transparenz und Vertrauen zu schaffen.

Da im Grundkurs im Prinzip sämtliche theoretischen Inhalte vermittelt worden sind, kann im Aufbaukurs fast ausschließlich praktisch gearbeitet werden. Trotzdem halte ich mir für weitere Beratungs- oder Informationseinheiten - nach Absprache mit der Gruppe - den einen oder anderen Kurstermin frei.

Strukturübersicht

Kurseinheit	Praxis
1. Kurseinheit	Fußgymnastik Integration der schräg- und querverlaufenden Bauch- und der unteren Rückenmuskulatur, ohne den Kopf zu heben (Grundübungen)
2. Kurseinheit	Aufbauendes Venentraining Wie 1. Kurseinheit Aufbaukurs: Integration der schräg- und querverlaufenden Bauch- und der unteren Rückenmuskulatur wobei der Kopf angehoben wird (Aufbauübungen), aufbauende Beckenbodengymnastik
3. Kurseinheit	Wirbelsäulengymnastik I
4. Kurseinheit	Wirbelsäulengymnastik II
5. Kurseinheit	„Soft-Low-Impact-Aerobic“, Floorwork: becken- und beinstabilisierende Muskulatur
6. Kurseinheit	„Po-Bauch-Beine“
7. Kurseinheit	„Soft-Low-Impact-Aerobic“, Floorwork: Oberkörper
8. Kurseinheit	Relax I: Entspannungsworkout mit Stretching und Tai-Chi-Elementen
9. Kurseinheit	Wiederholung sämtlicher Beckenbodenübungen (Grund- und Aufbauübungen)
10. Kurseinheit	Relax II: Entspannungsworkout mit passiver Ganzkörperentspannung und positiver Suggestion

Miktions-, Wind- und Stuhlprotokoll I

- für drei Tage -

Wenn Sie Stuhl und/oder Urin unkontrolliert verloren, beziehungsweise auch kontrolliert abgegeben haben, schreiben Sie bitte die jeweilige Uhrzeit mit dem Vermerk U (Urin), S (Stuhl) oder US (Urin und Stuhl) in die entsprechende Protokollzeile. Benutzen Sie für jedes neue „Ereignis" eine neue Zeile. Vergessen Sie nicht einzutragen, ob und welche Ursachen zu einem unfreiwilligen Verlust geführt haben. Am Ende der Tabelle addieren Sie jeweils die Anzahl der Vorkommnisse aus den Spalten 2) und 3).

Datum/Uhrzeit	1. Wasser, Blähungen, Stuhl in der Toilette	2. Wasser, Blähungen, Stuhl mit einigen wenigen Tropfen im Slip	3. Wasser, Blähungen, Stuhl in größerer oder voller Menge im Slip	4. Gibt es erkennbare Ursachen für 2. oder 3.?
Ergebnis				

Bemerkungen/Auffälligkeiten:

Selbsttest 1

Frage		Ja	Nein
Frage 1	Sie hören ein Wassergeräusch ... Verspüren Sie Harn- und/oder Stuhldrang und können Sie den Urin und/oder Stuhl nicht mehr bis zur Toilette aufhalten?	❑	❑
Frage 2	Haben Sie allgemein das Problem, die Toilette nicht mehr schnell genug erreichen zu können?	❑	❑
Frage 3	Verlieren Sie bei starkem Harn- und/oder Stuhldrang auch Wasser?	❑	❑
Frage 4	Haben Sie das Problem, dass Sie zwar relativ „schadlos" den Toilettenraum betreten, den Urin und/oder Stuhl jedoch dann nicht mehr aufhalten können?	❑	❑
Frage 5	Verlieren Sie Urin und/oder Stuhl auf dem Weg zur Toilette?	❑	❑

Selbsttest 2

Frage		Ja	Nein
Frage 1	Verlieren Sie Ihren Urin und/oder Stuhl beim Husten?	❑	❑
Frage 2	Verlieren Sie Ihren Urin und/oder Stuhl beim Niesen?	❑	❑
Frage 3	Verlieren Sie Ihren Urin und/oder Stuhl beim Heben schwerer Gegenstände?	❑	❑
Frage 4	Verlieren Sie Ihren Urin und/oder Stuhl beim Laufen oder Springen?	❑	❑
Frage 5	Verlieren Sie Ihren Urin, während Sie Stuhlgang absetzen, beziehungsweise verlieren Sie Ihren Stuhl während Sie Urin absetzen?	❑	❑

Wenn Sie beim Selbsttest 1 einige oder alle Fragen mit „ja" beantwortet haben, so liegt eine Inkontinenz vor. Der Selbsttest erlaubt Ihnen eine Diagnose, die in Richtung Dranginkontinenz geht.

Wenn Sie beim zweiten Test einige oder alle Fragen mit „ja" beantwortet haben, liegt wahrscheinlich eine Stress- oder Belastungsinkontinenz vor. Müssen Sie viele Fragen in beiden Tests mit „ja" beantworten, liegt wahrscheinlich eine Mischform vor.

Bitte teilen Sie Ihre Auswertung ein in:

Dranginkontinenz	Stress/Belastungs-inkontinenz	Mischinkontinenz

Blasen- und Stuhltrainingsprotokoll

24-Stunden-Protokoll (an zwei Tagen durchführen)

Datum	Uhrzeit	Urin	Stuhl	Besonderer Grund?	Trinkmenge
	00.00				
	00.30				
	01.00				
	01.30				
	02.00				
	02.30				
	03.00				
	03.30				
	04.00				
	04.30				
	05.00				
	05.30				
	06.00				
	06.30				
	07.00				
	07.30				
	08.00				
	08.30				
	09.00				
	09.30				
	10.00				
	10.30				
	11.00				

Datum	Uhrzeit	Urin	Stuhl	Besonderer Grund?	Trinkmenge
	11.30				
	12.00				
	12.30				
	13.00				
	13.30				
	14.00				
	14.30				
	15.00				
	15.30				
	16.00				
	16.30				
	17.00				
	17.30				
	18.00				
	18.30				
	19.00				
	19.30				
	20.00				
	20.30				
	21.00				
	21.30				
	22.00				
	22.30				
	23.00				
	23.30				

Miktions-, Wind- und Stuhlprotokoll II

- für drei Tage -

Wenn Sie Stuhl und/oder Urin unkontrolliert verloren, kontrolliert abgegeben haben, schreiben Sie bitte die jeweilige Uhrzeit mit dem Vermerk U (Urin), S (Stuhl) oder US (Urin und Stuhl) in die entsprechende Zeile. Benutzen Sie für jedes „Ereignis" eine neue Zeile. Vergessen Sie nicht die Ursachen einzutragen. Zusätzlich wird in diesem Protokoll die Inkontinenzform eingetragen, falls Sie diese erkennen. Fügen Sie also zu den Vermerken U, S oder US entweder noch ein D (Dranginkontinenz), ein B (Belastungsinkontinenz) oder ein M (Mischinkontinenz) hinzu. Am Ende der Tabelle addieren Sie jeweils die Anzahl der Vorkommnisse aus den Spalten 2) und 3).

Datum/Uhrzeit	1. Wasser, Blähungen, Stuhl in der Toilette	2. Wasser, Blähungen, Stuhl mit einigen wenigen Tropfen im Slip	3. Wasser, Blähungen, Stuhl in größerer oder voller Menge im Slip	4. Gibt es erkennbare Ursachen für 2. oder 3.?
Ergebnis				

Bemerkungen/Auffälligkeiten:

Aktivitäten des täglichen Lebens

Rückengerechte Aktivitäten des täglichen Lebens (ATL)

Hinsetzen und Aufstehen:	Beckenbodenspannung entwickeln, abstützen, gerader Rücken
Sitzen:	Rücken gerade, Oberschenkel in waagerechter Höhe
Höhe der Sitzflächen:	90°-Winkelposition beachten: Fuß/Unterschenkel, Unterschenkel/Oberschenkel, Oberschenkel/Hüftgelenke
Hinlegen und Aufstehen:	Wie Hinsetzen und Aufstehen
Liegen:	Auf ergonomisch gearbeitete Matratze achten oder Unterlage für Hüfte und Halswirbelsäule in der Seitenlage, Knierolle
Stehen („Grundhaltung"):	Füße parallel, Knie weich, Becken und Wirbelsäule aufgerichtet, Brustwirbelsäule vorgeschoben, Schultern zurück und nach hinten/unten gezogen, Halswirbelsäule gerade, Blick geradeaus
Absatzhöhe:	Ideal sind drei Zentimeter, richtet sich jedoch nach der Fußbefindlichkeit
Aufheben und Abstellen:	Über die Beine arbeiten, das heißt gerader Rücken, Gegenstände in engem Winkel an den Körper heranziehen oder sich über einen Gegenstand stellen, in die Knie gehen und aus den Beinen heraus aufrichten
Tragen:	Gewichte auf beide Körperhälften verteilen, gegebenenfalls Rucksack; Babys und Kinder vor dem Körper und nicht auf der Hüfte tragen
Zähneputzen:	Gerade Standposition, beim Mundausspülen am Becken abstützen
Höhe der Arbeitsflächen:	Zum Beispiel Küchentisch so, dass die Hände im Stand knapp aufliegen können
Beispiel Schreibtisch:	90°-Winkelposition beachten, ergonomisch gearbeiteten Stuhl, Sitzball oder Stehtisch im Wechsel nutzen
Bügeln:	Ideal im Sitzen. Im Stand: Gerader Stand, Knie weich, Füße wechselseitig zum Beispiel auf einem kleinen Schemel abstellen, Stehhilfe

Putzen/Staubsaugen:	Rücken gerade, Schrubberende wechselseitig in die Achseln legen

Das Auto

Ins Auto einsteigen:	Auf gerade Haltung achten, bei starken Wirbelsäulenproblemen vor dem Einsteigen eine Plastiktüte auf den Sitz legen (Beckendrehung)
Sitzhöhe- und Tiefe:	s.o., ist jedoch so gut wie überhaupt nicht möglich
Lenkradposition:	Lockere weiche Armhaltung, Hände in Viertel-vor-drei-Position am Lenkrad, weiche Ellbogen
Ein- und Ausladen:	Gerader Rücken und wenn möglich abstützen

10 goldene Regeln für einen aktiven und stabilen Beckenboden

1. Vor jeder bevorstehenden Beckenbodenbelastung (Beispiel: Niesen, Husten, schweres Heben, Hüpfen, Springen oder auch bei Anspannung der Bauchmuskeln) den Beckenboden mit der Ausatmung beginnend anspannen und nach Möglichkeit halten.

   „Notfallübung" einleiten, wenn die Blase überzulaufen droht. Bringen Sie Ihr Herz unter den Beckenboden! Beugen Sie sich im Stehen mit weichen Knien nach vorne/unten und warten, bis die stärkste „Blasendruckwelle" vorüber ist.

2. Für regelmäßige, normalfeste Verdauung sorgen, den Stuhl nicht zu stark herausdrücken und nicht allzu lange auf der Toilette sitzen bleiben. Mögliche Folgen: Beckenbodenschädigung durch Herauspressen! Verstärkung der Senkungs- und Inkontinenzerscheinungen und der eventuell vorhandenen Hämorrhoiden. Tipp bei Problemen mit der Ausscheidung harten Stuhls: „Körperoffene", entspannte Haltung einnehmen, sich Zeit nehmen, entspannt zurücklehnen, die Rückenmuskulatur lockerlassen.

3. Körpergewicht halten, beziehungsweise Normal-/"Wohlfühlgewicht" anstreben, vollwertige und ballaststoffreiche Nahrung zu sich nehmen. Mindestens zwei Liter Flüssigkeit trinken. Kaffee- und Teegenuss auf maximal zwei bis drei Tassen pro Tag reduzieren (Reizung der Blase, Mineralstoffentzug aus dem Körper).

4. Auf korrekte Körperhaltung achten: Gerade stehen und sitzen, sowie häufiger die Beckenvorderseite heben (durch Anspannung von Bauch- und Pomuskeln) und die brustwirbelumgebenden Muskeln aktivieren.

5. „Aktiv gehen", das heißt: die Füße punktuell gut abrollen, Beine beim Gehen nachfedern, Gesäß- sowie Beckenbodenmuskeln aktiv anspannen und weich in den Hüften wiegen. Mit weichen Knien stehen.

6. Zwischendurch immer wieder bewusst und tief atmen (fördert die Entspannung, Körperwahrnehmung, die Durchblutung der Organe und die Stimulation des „oberen und unteren Zwerchfelles") und entspannen.

7. Die Beckenboden- und Wirbelsäulengymnastik konsequent und diszipliniert zwei- bis dreimal pro Woche durchführen.

8. „Überschlagene Beine" beim Sitzen meiden („klemmt" die Blut- und Lymphgefäße im Bereich der unteren Extremitäten und im Becken ein. Es können sich Verkrampfungen und Verspannungen im unteren Rücken, in der Wirbelsäule, der Beckenregion und in den Beinen entwickeln. Bandscheiben- und Hüftprobleme können sich verstärken und

die Lebensenergien blockieren. Die „Standhaftigkeit im Leben“ kann sich verlieren).

9. Seltener hochhackige und nicht immer die selben Schuhe tragen. Hochhackige Schuhe verstärken eine mögliche Hohlkreuzhaltung und führen zur Reduktion der ausgewogenen Balance von Gesamtstatik und „Rumpfkapsel“. Permanent getragene Schuhe verschlechtern die Fußkraft und Fußstatik. Kräftig entwickelte Fußmuskeln und eine gute Fußstatik unterstützen die Stabilität des Beckenbodens.

   Tipp: Bei langen Fuß- und Beinbelastungen (intensives Stehen und Gehen) das Schuhwerk wechseln.

10. Die positive Ausstrahlung, die der stabile Beckenboden unterstützt, weitergeben und für sich verinnerlichen: „Das Beckenboden- und Wirbelsäulentraining ist ein wichtiger Bestandteil meines Lebens geworden, wie zum Beispiel meine Körperpflege“. Übungen zwei- bis dreimal pro Woche in den Alltag integrieren.

Beckenboden und Ernährung

von Andrea Adomeit (Hebamme und Heilpraktikerin)

Unsere Ernährung beeinflusst die Bildung der Hormone, die Durchblutung des Gewebes, die Elastizität des Bindegewebes, unsere Energetische Lage, die Psychische Aktivität, die Funktion der Nerven, das Immunsystem und vieles mehr.

Eine ausgewogene Vollwerternährung versorgt uns sicher mit allen Vitaminen, Mineralien und Spurenelementen, die der Körper benötigt. Überdosierungen können vermieden werden, da der Körper mit der Zeit genau signalisiert, was er benötigt.

Folgendes sind die Grundregeln der gesunden Ernährung und damit der Versorgung des Körpers mit Mikronährstoffen:

- Immer auf optimale Lebensmittelqualität achten, das heißt: frische Ware, ohne chemische oder Strahlenbehandlung, ohne Konservierungs-, Farb- und Geruchsstoffe (enthalten zum Beispiel in Fertigprodukten, Fruchtjoghurtzubereitungen, Süßigkeiten).
- Den Anteil von frischem Obst, Gemüse und Salat am täglichen Essen auf 70 Prozent der täglichen Nahrungsmenge erhöhen.
- Den Anteil von Fleisch und Wurst drastisch senken (maximal zweimal pro Woche), eventuell durch Sojaprodukte ersetzen.
- Ökologisch angebaute Produkte beziehungsweise aus artgerechter Tierhaltung verwenden.
- Lebensmittel der Saison und frisch aus der Umgebung verwenden.
- Tierische Fette ersetzen durch hochwertige kaltgepresste Pflanzenöle, Zucker durch Honig (trotzdem sparsam), Salz durch Kräuter und Gewürze.
- Wertschonende Zubereitung (kurze Garzeit, möglichst nicht aufwärmen, nicht in der Mikrowelle!).
- Verantwortlicher Umgang mit Genussmitteln wie Kaffee, schwarzer Tee und Alkohol.
- Täglich anderthalb bis zwei Liter Mineralwasser trinken.
- Vollwertgetreide wie zum Beispiel Hirse, Quinoa, Amaranth verwenden, die einen hohen Zinkgehalt haben und dadurch gewebsstärkend wirken (Zubereitung wie Reis, mit Wasser kurz aufkochen, quellen lassen).

Als gesicherte Erkenntnis gilt, dass Obstipation eine bestehende Beckenbodenschwäche verschlimmert. Daraus folgt, die Ernährung ballaststoffreich zu gestalten, zum Beispiel mit reichlich Obst und Gemüse, im Sommer Beeren, im Winter Trockenobst, Vollkornprodukte, Naturreis, Sauermilchprodukte, Nüsse, Leinsamen, frische Kräuter, Sprossen und Keime.

Eine weitere Theorie besagt, dass eine kurzfristige intensive Steigerung der Harnmenge, wie sie nach dem Genuss von Kaffee oder schwarzem Tee auftritt, den Beckenboden stark belastet. Der Verzicht auf diese beiden Genussmittel, die noch dazu zu einer Ausschwemmung von wertvollen Mineralien führen, bringt oft sehr schnell Besserung einer Beckenbodenschwäche.

Bitte aber nicht die Harnmenge durch Verzicht auf andere Flüssigkeiten reduzieren! Eine Trinkmenge von mindestens anderthalb bis zwei Litern Mineralwasser am Tag ist unbedingt notwendig. So werden die Kreislauf- und Stoffwechselfunktionen aufrechterhalten, einer Verstopfung vorgebeugt, Schlackenstoffe werden abtransportiert. Mineralwasser versorgt außerdem den Körper mit Mineralien und Flüssigkeit, was eine gute Spannung der Zellen und damit auch der Gewebe gewährleistet.

Ein dritter Risikofaktor für eine Beckenbodenschwäche ist bestehendes Übergewicht. Es bedingt einen größeren Druck auf den Stütz- und Halteapparat und damit auch auf den Beckenboden.

Auch der Wechsel von Diät und Gewichtszunahme (Jo-Jo-Effekt), der oft zum Übergewicht gehört, geht fast immer einher mit Mangel an Mineralien, Vitaminen, Spurenelementen und lebenswichtigen Aminosäuren.

Als Folge verliert das Gewebe Spannkraft, Wasser wird vermehrt in den Zellen eingelagert, Lymphflüssigkeit und eventuell auch venöses Blut stauen sich.

Wer sich mit der gerade beschriebenen Problematik herumplagt, sollte bedenken, dass unsere heutige Lebensweise eher wenig Energie verbraucht. Deshalb empfiehlt es sich, alles aus dem Speiseplan zu streichen, was nur „leere Kalorien“ enthält. Zu den kalorienreichen nährstoffarmen Figurkillern gehören: Zucker, weißes Mehl (und daraus bestehende Produkte), weißer Reis, herkömmliche Nudeln, viele Fertigprodukte, tierische Fette.

Oft ist es schwer, alleine die Ernährung auf gesunde Vollwertkost umzustellen. Es empfiehlt sich dann, eine Zeit lang Begleitung in Anspruch zu nehmen, die es mittlerweile von Ernährungsberatern, Ökotrophologen oder auch Kursen zu gesunder Ernährung gibt.

Zusätzliche Empfehlungen/alternative Therapiemaßnahmen

Heilbäder

„Reibesitzbad“ (nach L. Kuhne)

Wirkung: Durchblutungsförderung, Transport von Nährstoffen, Straffung des Gewebes

Anwendung: Nehmen Sie eine „Sitzbadewanne“ oder einen Toiletteneinsatz und füllen sie mit 10 bis 12 °C warmen Wasser. Setzen Sie sich auf den Einsatz, nehmen sich ein Gästehandtuch, tauchen es in das Wasser und reiben sich damit Ihren äußeren Genitalbereich ab.

Dauer: Circa 10 Minuten. Bitte achten Sie darauf, dass der Oberkörper warm bleibt. Bei häufiger Blasenentzündung möglicherweise kontraindiziert!

Zinnkrautbad mit Eichenrinde

Wirkung: Durch die Kieselerde in den Kräutern kann das Bindegewebe wieder gestrafft werden

Anwendung: Sitzbad: 2 Teelöffel der Mischung (1:1) in 2 Tassen Wasser kurz aufkochen und abgedeckt circa 10 Minuten ziehen lassen. Danach abseihen und in circa 35 bis 38 °C warmes Wasser geben

Dauer: Circa 10 Minuten im Wasser verbringen. Vollbad: Menge verdoppeln bis verdreifachen

Bindegewebsmassagen

In diesem Bereich sind PhysiotherapeutInnen und MasseurInnen die professionellen AnsprechpartnerInnen für Sie. Reflektorische Körperreaktionen, die durch die Bindegewebsbehandlung im unteren Rücken- und Iliosacralbereich ausgelöst werden, können die Beckenbodenschule erfolgreich unterstützen.

Tees

Zinnkrauttee

Wirkung: Straffende Wirkung „von innen“

Anwendung: Jeweils 1 Teelöffel des Krautes mit einer Tasse kaltem Wasser übergießen, kurz aufkochen und circa 10 Minuten ziehen lassen

Dauer: Circa 6 Wochen 2 bis 3 Tassen täglich (ungesüßt)

Salbeitee (Hildegard von Bingen)

Wirkung: Wirksam gegen Beschwerden in den Wechseljahren und gegen Schwitzanfälle

Anwendung: 1 Esslöffel auf eine Tasse kochendes Wasser aufgießen und 10 Minuten ziehen lassen. 1 bis 2 Tassen pro Tag

Cave: Nicht in der Schwangerschaft und in der Stillzeit

Dauer: Circa 6 Wochen 2 bis 3 Tassen täglich (ungesüßt)

Johanniskraut-, Weideröschen-, Hopfen-, Frauenmantel- und Hirtentäscheltee

Wirkung: Gegen Blasenbeschwerden

Anwendung: Circa 2 bis 3 Tassen täglich

Dauer: Nach circa 6 Wochen wechseln oder pausieren

Schüssler-Salze

Calcium fluoratum, Magnesium phosphoricum, Natrium phosphoricum und Silicea (D6 oder D12)

Wirkung: Mineralisierende, gewebsstraffende und vitalisierende Wirkung

Anwendung: 3 bis 5 Tabletten pro Tag

Homöopathische Präparate

Aletris oligoplex, Aletris farinosa D 2 und Litium tigrinum, Sepia D 3/D 6, Kieselerde, Matrigen II und Splenetik (Paracelsus), Agnus Castus

Wirkung: Wirken sich positiv auf den Hormonhaushalt aus

Anwendung/
Dauer: Lassen Sie sich von einer versierten Fachkraft beraten

Workoutbook

Sämtliche Workouts dienen der Stabilisierung und Entspannung des Beckenbodens. Der Aufbau der Workouts orientiert sich an den Kriterien des Beweglichkeitstrainings und an den Stufen des motorischen Lernprozesses, die allgemein ausgedrückt so formuliert werden können:

1. Vorbereitende Übungen erklären und gegebenenfalls vorführen.
2. Erarbeitung, das heißt korrekte Durchführung, der Grundübungen.
3. Automatisieren der Übungen, das heißt üben und wiederholen, bis sie verstanden und optimal durchgeführt werden.
4. Diese Übungen zweckentsprechend neuen Bewegungen, beziehungsweise Übungen anpassen.
5. Variieren verschiedener Programme.

Die Programme und die einzelnen Übungen sind aufeinander aufbauend und sukzessive „vom Leichten zum Schweren“ und vom „Einfachen zum Komplizierten“ entwickelt, so dass sie sowohl bezüglich der Kraft als auch bezüglich der Koordination und Ausdauer logisch nachvollziehbar und aufbauend abgearbeitet werden können.

Probleme können sich demnach für Frauen ergeben, die zum Beispiel das 4. Workout aus dem Grundkurs angeboten bekommen, ohne mit den vorherigen Programmen konfrontiert worden zu sein, denn ihnen fehlen mitunter sowohl die koordinativen, als auch kraftbedingten Grundvoraussetzungen.

Die Übungen sind für fast alle Zielgruppen (Schwangere, Frauen im frühen und späten Wochenbett, Frauen in der Rückbildung und Frauen mit Senkungs- und Inkontinenzerscheinungen) anwendbar.

Beim Training mit den unterschiedlichen Zielgruppen muss allerdings Folgendes immer berücksichtigt werden:

Schwangere
- kein aufbauendes, sondern haltendes und stabilisierendes Training
- keine Kraft- und Dehnübungen in der Rückenlage
- ab der 20. SWS-Woche generell keine Übungen mehr in der liegenden Position

- keine Übungen für die geraden Bauchmuskeln durchführen. Angebote von Übungen in der Rückenlage können zum großen Teil für Schwangere im Sitzen oder Stehen angeleitet werden
- Herzfrequenz nicht über 140/Minute und nicht länger als 15 Minuten mit dieser Belastung arbeiten

Frühe Wöchnerinnen
- Trainingsbeginn: Bei Beschwerdefreiheit ab dem dritten Tag p.p.
- kaum aufbauendes, sondern wahrnehmendes Training
- kein Beckenbodentraining, solange die Epi noch schmerzt oder entzündet ist
- kein Training der geraden Bauchmuskeln, solange die Rectus-Diastase noch vorhanden ist und der Beckenboden noch nicht stabil gehalten werden kann
- kein Training der geraden Bauchmuskeln nach Sectio

Späte Wöchnerinnen
- Trainingsbeginn: Bei Beschwerdefreiheit ab dem sechsten bis achten Tag p.p.
- leicht aufbauendes und stabilisierendes Training
- kein Beckenbodentraining, solange die Epi noch schmerzt oder entzündet ist
- kein Training der geraden Bauchmuskeln, solange die Rectus-Diastase noch vorhanden ist und der Beckenboden noch nicht stabil gehalten werden kann
- kein Training der geraden Bauchmuskeln nach Sectio

Frauen in der Rückbildungszeit
- Trainingsbeginn: Ab der sechsten bis achten Woche p.p. (Ausnahme: Sectio, traumatische Entbindung)
- aufbauendes und stabilisierendes Training
- kein Beckenbodentraining, solange die Epi noch schmerzt oder entzündet ist
- kein Training der geraden Bauchmuskeln, solange die Rectus-Diastase noch vorhanden ist und der Beckenboden noch nicht stabil gehalten werden kann
- Trainingsbeginn nach Sectio oder traumatischer Entbindung: achte bis zwölfte Woche p.p.

Frauen mit Osteoporosekrankheiten, eventuell Herz-Kreislauf-Patienten, Gelenkkranke
- stabilisierendes Training
- kein Training der geraden Bauchmuskeln, solange der Beckenboden noch nicht stabil gehalten werden kann
- keine dynamischen, sondern weiche, statische Halteübungen für Osteoporosefrauen

- keine Übungen für Osteoporosekranke in der Seitenlage (mögliche schädliche Hüftgelenksbelastung durch das Gewicht)
- keine Übungen, die ein Abspreizen der Beine erfordern (zum Beispiel Grapevine in der Erwärmung, „Scherenübung“ in der Rückenlage)
- Übungen für Osteoporosekranke eventuell in der Stand- oder Sitzposition

Um die Auswahl der Programme für die einzelnen Gruppen zu erleichtern, sind sie vorab mit einer Zahl von ein bis fünf gekennzeichnet, um den muskulären „Anstrengungsgrad“ zu kennzeichnen.

Eine Bewertung der Bereiche „Koordination, Schnellkraft und Ausdauer“ wurde nicht explizit vorgenommen. Eine Beurteilung ist schwierig, denn je nach den Grundbedingungen der Gruppe und der Kraft einer jeden Frau können aus allgemein einfachen und simplen Übungen sehr anspruchsvolle Körperarbeiten werden. Hierbei kommt es darauf an, in welchem Tempo und welcher Wiederholungszahl gearbeitet wird. Die vorgeschlagenen Übungen sind vom „Anstrengungsgrad“ so ausgerichtet, dass sie zu Beginn vier- bis achtmal (später häufiger) dynamisch oder statisch durchgeführt und nach einer kleinen Pause wiederholt werden.

+ für diese Zielgruppe empfehlenswert
+/? für diese Zielgruppe empfehlenswert, hier ist jedoch die Einzelperson zu beachten
? für diese Zielgruppe nur bedingt empfehlenswert, gegebenenfalls nicht durchführbar
- für diese Zielgruppe nicht empfehlenswert

Anstrengungsgrad	Beschreibung	Zielgruppe	
1 2 3 4 5	Grundübungen • kaum größere Anstrengungen nötig • einfach und unkompliziert • für alle Bereiche geeignet	Schwangere Frühe Wöchnerinnen Späte Wöchnerinnen Frauen in der Rückbildungszeit Frauen in der aufbauenden Rückbildung	+ + + + +
1 **2** 3 4 5	Grundübungen, leichte Aufbauübungen • einfach und unkompliziert. Manche Frauen müssen sich jedoch schon ein bisschen anstrengen	Schwangere Frühe Wöchnerinnen Späte Wöchnerinnen Frauen in der Rückbildungszeit Frauen in der aufbauenden Rückbildung	+/? ? + + +
1 2 **3** 4 5	Leichte Aufbauübungen • etwas anstrengend	Schwangere Frühe Wöchnerinnen Späte Wöchnerinnen Frauen in der Rückbildungszeit Frauen in der aufbauenden Rückbildung	+/? ? ? + +

Anstrengungsgrad	Beschreibung	Zielgruppe
1 2 3 **4** 5	Aufbauübungen • anstrengend • Vorübungen unbedingt erforderlich!	Schwangere - Frühe Wöchnerinnen - Späte Wöchnerinnen - Frauen in der Rückbildungszeit +/? Frauen in der aufbauenden Rückbildung +
1 2 3 4 **5**	Erweiterte Aufbauübungen • sehr anstrengend • nur für gut aufgebaute Frauen mit Kraft!	Schwangere - Frühe Wöchnerinnen - Späte Wöchnerinnen - Frauen in der Rückbildungszeit - Frauen in der aufbauenden Rückbildung +

Der Aufbaukurs ist generell für Frauen nach der Rückbildung und nach dem Grundkurs erarbeitet. Für Schwangere, Wöchnerinnen und Frauen im Grundkurs ist die aufbauende Beckenbodengymnastik häufig zu schwer. Bei diesen Zielgruppen ist weder die Beckenbodenstabilität noch die Kraft der schräg- und querverlaufenden Bauchmuskeln gewährleistet. Wichtige Voraussetzungen, die für die Durchführung der Übungen im Aufbaukurs nötig sind.

Die vorgeschlagenen Übungen sind nur eine Auswahl aus den unbegrenzten Möglichkeiten der Gymnastik. Sie dienen der Orientierung und sind Anregungen für die eigene Kreativität.

„Do & don't do it"

Bevor es mit den einzelnen Übungen losgeht, hier noch ein paar Tipps und Hinweise für die praktische Durchführung gesundheitsorientierter Sport- und Gymnastikstunden.

In zahlreichen Veröffentlichungen sind die Gymnastikanleitungen fehlerhaft. Ich entdecke diese Dinge selber sowohl als aktive Teilnehmerin diverser Gymnastik- und Aerobicstunden, als auch als Leserin etlicher Zeitschriften und Bücher.

Folgende Hinweise machen auf Vorgehensweisen aufmerksam, die im Gymnastikbereich nicht mehr gemacht werden sollten. Die Tipps zeigen wie diese besser gemacht werden können.

Kopf, Schulter und Arme

1. Den Kopf nicht nach hinten überstrecken (gegebenenfalls Halbkreise nach vorne). Die winzigen Halsbandscheiben halten den Stress auf Dauer nicht schadlos aus.
   Neben dem beschriebenen Stress können Nervenirritationen und Verspannungen auftreten.
2. Kein ungeführtes Gelenk- oder Halskreisen, das heißt: Immer mit Muskelunterstützung arbeiten.
   Arbeiten Sie ohne Muskelunterstützung, können Bänder und Sehnen überdehnt werden, Gefäße und Nerven reißen und das entsprechende Gelenk kann Schaden nehmen.
3. In der Erwärmungsphase sollten Sie die Arme nicht „überschulterhoch" ziehen, da die Schultergelenke zu anfällig für Verletzungen sind, wenn sie „kalt" strapaziert werden.
4. Bei Armbewegungen mit und ohne Belastung sollten die Arme in den Ellbogengelenken nie ganz durch- beziehungsweise überstreckt werden. Die Überstreckung sollte auch sonst nicht durchgeführt werden, denn in diesen Momenten fehlt den Gelenken die Haltekraft der Muskeln und Bänder. Dies führt auf Dauer zu Überbeanspruchung und Abnutzung.

4\. Hände nicht auf Dauer in Fausthaltung belassen, damit die Nähr- und Sauerstoffzufuhr erhalten bleibt.

5\. Keine „Überkopfarbeit" bei Hypertonikerinnen, herzkranken Frauen oder Frauen, die sich an/über ihrer Leistungsgrenze befinden.

Arme, Wirbelsäule, Rumpf, Hüfte

1. Übungen im Vier-Fuß-Stand mit ausgeglichener Hals- und Lendenwirbelsäule durchführen. Der Kopf sollte weder „hängen gelassen noch überstreckt" werden. Ellbogengelenke locker lassen und die Hände eher auswärts drehen. „Faustposition" ist zu bevorzugen.
2. Kein extremes Beugen der Wirbelsäule (extreme Seitbeuge, Vorbeuge, extremes Zurückbeugen).
   Diese Art der Übungen kann auf Dauer ernsthafte Bandscheibenprobleme verursachen.
3. Kein ungeführtes, sehr schwunghaftes Überdrehen der Wirbelsäule zur Seite, denn hier sind langfristig mögliche Bandscheiben- und Wirbellockerungen, Nervenüberlastungen und Bänderüberdehnungen sowie Quetschungen und Risse zu erwarten.
4. Keine Rumpfbeugen mit durchgedrückten Knien durchführen.

Bauch, Becken, Beine und Füße

1. Das Becken im Stand aufgerichtet halten, das heißt physiologische Beckenkippe einleiten und nach Möglichkeit häufiger die Gesäßmuskeln anspannen. Dient der Hohlkreuzvermeidung und Beckenbodenstabilisierung!

2. Insgesamt auf gerade, rückenfreundliche Haltung achten. Brustwirbelsäule nach vorne schieben, Schultern leicht zurück und nach unten ziehen und sich eine große zu haltende Apfelsine zwischen Kinn und Brustbein vorstellen.

3. Keine „Klappmesserübungen“ oder „Doppelbeinhebungen“ anleiten, denn diese Übungen lösen ein extremes Hohlkreuz aus.

4. Keine Übungen der geraden Bauchmuskeln anleiten, solange der Beckenboden noch instabil, die Rectus-Diastase noch offensichtlich vorhanden oder die Sectionarbe noch nicht ausreichend lange abgeheilt ist. Zu dieser Zeit bieten sich leichte Tonisierungsübungen für die schräg- und querverlaufenden Bauchmuskeln an. Die geraden Bauchmuskeln werden erst dann trainiert, wenn der Beckenboden stabil gehalten werden kann, die Rectus-Diastase weitestgehend verschlossen ist und die schräg- und querverlaufenden Bauchmuskeln stabilisiert sind.

5. Bauchtraining nie ohne Beckenbodenanspannung und der funktionellen Atemtechnik durchführen.

6. Keine Übungen für die Beckenbodenmuskeln, solange der Beckenboden noch schmerzt oder sekundär verheilt.

7. Die Knie während der Standposition weich halten, denn damit werden die Gelenke unterstützt und die Oberschenkelmuskulatur tonisiert. Während des Trainings (zum Beispiel Grätschstand) die Knie im Stand nicht weiter als 90° abwinkeln, das heißt den Po nie tiefer als knietief führen, denn dadurch geht die muskuläre Gelenkführung verloren.

8. Auf den „Fersensitz“ verzichten, um die Gelenkkapsel der Knie zu schonen.

9. „Beingelenke“ sollten im Stand übereinander stehen; das heißt keine O- beziehungsweise X-Beinstellung. Füße sollten beckenbreit oder etwas breiter und die Vorderfüße eher leicht nach außen gestellt stehen. Hiermit vermeiden Sie Überlastungen und Fehlbelastungen. Weiterhin beugen Sie Fehlstellungen weiterer Gelenke vor.

10. „Marschierschritte“ vermeiden, beziehungsweise selten anleiten, da sich die Erschütterungen von den Füßen aus über sämtliche Gelenke und über die Wirbelsäule bis hin zum Kopf übertragen. Gelenkprobleme, Kopfschmerzen und Migräneanfälle können mögliche Folgen sein.

11. „Saubere Fußarbeit“ anleiten. Das heißt, den Fuß komplett abrollen und Ballenüberlastung vermeiden. Beim Gehen also von der Ferse zum Vorderfuß und beim Laufen vom Ballen zur Ferse bewegen, um den Erhalt der Fußgewölbekonstruktionen zu unterstützen.

Allgemeines

1. Auf ruhige, gleichmäßige Atmung achten. Bei größeren Belastungen mit der Ausatmung in die Anstrengung (Beispiel: Kraft-Übungen) und mit der Einatmung in die Entspannung gehen. Möglich ist auch ein ruhiges, gleichmäßiges Atmen während der Übungen. In jedem Fall sollte eine „Pressatmung“ vermieden werden.
2. Dem Muskel sowohl diverse Kräftigungs- als auch Dehnungsimpulse geben (statische und dynamische Übungen in beiden Bereichen). Die „Schmerzgrenze“ weder bei der Kräftigung noch bei der Dehnung überschreiten.
3. Die Signale des Körpers beachten und in den eigenen Grenzen bleiben.
4. Als Kursleiterin zwar motivierend ermuntern, jedoch keinen Leistungsdruck ausüben.
5. Arbeiten Sie sich stets vom Einfachen zum Komplizierten und vom Leichten zum Anstrengenden durch.
6. Falls Sie in verschiedenen Ebenen arbeiten wollen: Arbeiten Sie sich und „Ihren Kurs“ von der Standposition langsam in die sitzende beziehungsweise halbsitzende und später in die liegende Position durch. Das gilt auch für den „umgekehrten Fall“. Hierdurch vermeiden Sie orthostatische Blutdruckprobleme
7. Um Übungen funktionell anleiten zu können (Mobilisation, Kräftigung und Dehnung), sollte der benachbarte „Funktionskreis“ stabilisiert und gehalten werden.
   Sie können sich hierzu an folgendem grobem Modell orientieren, das die „Funktionskreise“ im weitesten Sinn umschreibt:

Funktionskreis	Körperbereich
1	Halswirbelsäule, Kopf, Brustwirbelsäule, bis zum Thorakalwirbel
2	Brustwirbelsäule, 5. bis einschließlich 12. Thorakalwirbel, Lenden-, Becken- Hüftregion
3	Untere Lendenwirbelsäule, Hüftgelenk und Kreuzbein, Darmbeingelenk, untere Extremität
4	Schultergelenk, Schulterblatt, Schlüsselbein, obere Extremität

Quelle: modifiziert aus Knebel, K.-P., Funktionsgymnastik, rororo, Reinbeck bei Hamburg

Workouts für den Grundkurs

Workout 1

Körper-, Atem- und Beckenbodenbewusstsein, Entspannung

Anstrengungsgrad:	**1** 2 3 4 5
Praxis:	Schulung des Körper-, Atem- und Beckenbodenbewusstseins, Entspannung („Soft opening")
Zusätzliche Medien:	Hocker, Sitzballkissen oder großer Gymnastikball
Vorab:	Allgemeine Erwärmung, Dehnung, Lockerung ... Anregungen für die Erwärmung finden Sie im Kapitel Methodik auf Seite 80

1. Sitz auf dem Ball/Hocker, die Hände liegen auf den Oberschenkeln
   - „Haltungsschulung"
     Siehe hierzu die Kopiervorlage „Aktivitäten des täglichen Lebens" auf Seite 115.
2. Sitz auf dem Ball/Hocker, die Arme sind locker
   - mehrere Male versuchen, langsam und bewusst tief ein- und auszuatmen und entspannen
   - die Hände auf den Brustkorb legen und mehrere Male in die Hände atmen ... entspannen
   - die Hände in die „Flanken" legen und mehrere Male in die Hände atmen ... entspannen
   - die Hände auf den Bauch legen und mehrere Male in die Hände atmen ... entspannen ..., Schultern locker lassen
   - die Hände auf das Kreuzbein legen und mehrere Male in die Hände atmen ... entspannen
   - die Hände unter den Po an die Sitzbeinhöcker legen und mehrere Male „zwischen die Hände atmen".
3. Sitz auf dem Ball/Hocker, Unterarme liegen auf den Oberschenkeln, den Ball mit dem Po nach hinten wegschieben, bis der gesamte äußere Genitalbereich fest auf dem Ball zu spüren ist. Wirbelsäule runden, Schultern locker lassen, Kopf hängen lassen und das Gefühl haben, dass der Körper bis auf ein paar wenige Muskeln völlig entspannt ist, Beine breiter als beckenbreit geöffnet lassen
   - mehrere Male langsam und bewusst tief ein- und ausatmen und entspannen
   - nun während dieser Atemzüge bewusst nur die Beckenboden-Bewegung spüren und entspannen

- bewusst und bei ruhiger Atmung nur die Beckenboden-Muskeln anspannen und wieder lösen
- entspannen und wiederholen (insgesamt dreimal circa sechs bis acht Sekunden anspannen, zweimal wiederholen).
  (siehe Abb. 1)

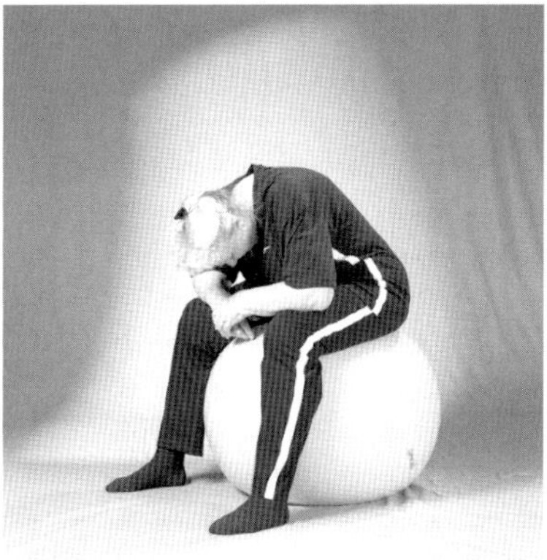

Abb. 1: Achten Sie auf die Körperentspannung, um die Beckenbodenbewegung in Verbindung mit der Atmung wahrzunehmen, zu spüren und zu erlernen

4. Liegende Position, Beine gekreuzt auf dem Stuhl oder Hocker (die Beinmuskulatur soll völlig entspannt bleiben), Arme neben dem Körper ablegen
   - die Übungen 2 und 3 nun in liegender Position wiederholen, Zeit zum Spüren lassen ... (Frauen mit starkem Descensus generell zuerst immer nur in Beckenhochlage üben lassen)
   - erholen, atmen, konzentriert an- und entspannen ...
5. Dehnübung für den Beckenboden: liegende Position, Beine vom Stuhl/Ball herunternehmen
   - rechtes Bein stehen lassen, linkes Bein angewinkelt zur Seite fallen lassen, circa 30 Sekunden dehnen, Seitenwechsel.

Stundenabschluss

In die sitzende Position kommen, auslockern, recken und strecken. Kurze Reflexion: Wie hat's geklappt, wo gab es Schwierigkeiten?

Hausaufgaben

1. Ein „Beckenbodentagebuch" anlegen (Hausaufgaben, Erfahrungen, Fragen).
2. „Miktions-, Wind- und Stuhlprotokoll I" über drei Tage hinweg führen.
3. Übung: Atemerfahrung wiederholen.
4. Übung: Beckenbodenspannung üben; dreimal pro Woche fünf- bis zehnmal den Beckenboden ohne Synergisten anspannen und wiederholen.

Workout 2

Beckenbodenisolation ohne Synergisten

Anstrengungsgrad: **1** 2 3 4 5

Praxis: a) Übungswiederholung der ersten Stunde

b) Hinführung auf Beckenbodenisolation ohne Synergisten, Vertiefung des „Beckenbodenbewusstseins“

Vorab: Allgemeine Erwärmung, Dehnung, Lockerung ...

Hinführung auf Isolation einzelner Beckenboden-Bereiche ohne „Hilfsmuskeln“ (Synergisten)

1. Rückenlage, entspannen
   - ruhig mehrere Male ein- und ausatmen.

   Auf den Zusammenhang von Atmung und Beckenbodenbewegung hinweisen und spüren lassen. Gegebenenfalls mit Auflegen der Hände.

2. Gleiche Ausgangsposition. Bei der Übung die Spannung gegebenenfalls durch den Händedruck spüren lassen
   - nun den vorderen Beckenboden (Blasen- und Scheidenregion) wenig und leicht anspannen und lösen. Weitere Muskeln bleiben völlig entspannt (auch der hintere Beckenboden)
   - die rechte und linke Beckenboden-Seite vorsichtig anspannen und lösen
   - den hinteren Beckenboden („Schließmuskel des Darmes“) leicht anspannen und lösen
   - den gesamten Beckenboden (Blase, Scheide und Schließmuskel des Darmes) ganz leicht anspannen und lösen.

3. Dehn- und Mobilisationsübung 1, Rückenlage, Beine stehen aufrecht
   - ein Bein nach dem anderen an die Brust ziehen, mit den Händen halten und Beine öffnen, Dehnung des Beckenbodens spüren lassen, atmen (siehe Abb. 2).

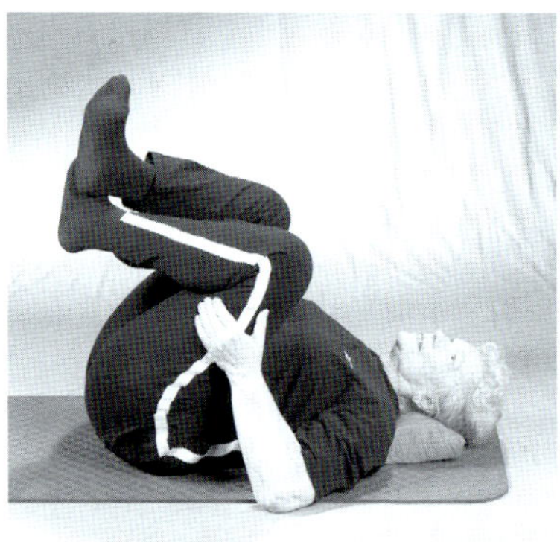

Abb. 2: Diese Dehnübung tangiert nicht nur den Beckenboden, sondern auch die Oberschenkelinnenseiten, die Gesäß- und untere Rückenmuskulatur

4. Dehn- und Mobilisationsübung 2, Rückenlage, Beine stehen aufrecht
   - Beine anziehen, halten und Knie kreisen.
5. Dehn- und Mobilisationsübung 3, Rückenlage, Beine stehen aufrecht
   - Knie vor- und zurückschieben.

Stundenabschluss

1. Igelballmassage des Rückens in Partnerinnenarbeit.

Hausaufgaben

1. Dreimal pro Woche Isolationsübungen ohne Synergisten und Entspannung wiederholen. An die Disziplin erinnern.
2. Frauen mit Gewichtsproblemen: Gegebenenfalls ein „Ernährungsprotokoll“ über drei Tage hinweg führen.
3. „Selbsttest 1“ und „Selbsttest 2“ ausfüllen.

Workout 3

Beckenbodenisolation mit Synergisten

Anstrengungsgrad: **1** 2 3 4 5

Praxis: a) Übungswiederholung der zweiten Stunde (Übung 1 bis 5)

b) Hinführung auf Beckenbodenisolation mit Synergisten (Bewusstseinsvertiefung)

Vorab: Allgemeine Erwärmung, Dehnung, Lockerung ...

1. Sitzende Position, Hände, Kissen oder Ball zwischen die Knie, Rücken gerade
   - ausatmend den Oberkörper nach vorne neigen und den vorderen Beckenboden spannen, die Knie zusammendrücken, Bauchmuskeln spannen und Fersen heben, einatmend in die gerade Position zurückkommen und entspannen (siehe Abb. 3).
2. Gleiche Position, Hände nun hinter dem Rücken abstellen
   - mit dem Ausatmen den Rücken leicht nach hinten bewegen, den hinteren Beckenboden anspannen und gleichzeitig die Knie öffnen, die Gesäßmuskulatur spannen, Vorderfüße heben, Fersen in den Boden drücken (siehe Abb. 4). Einatmen und in die gerade Position zurückkommen.

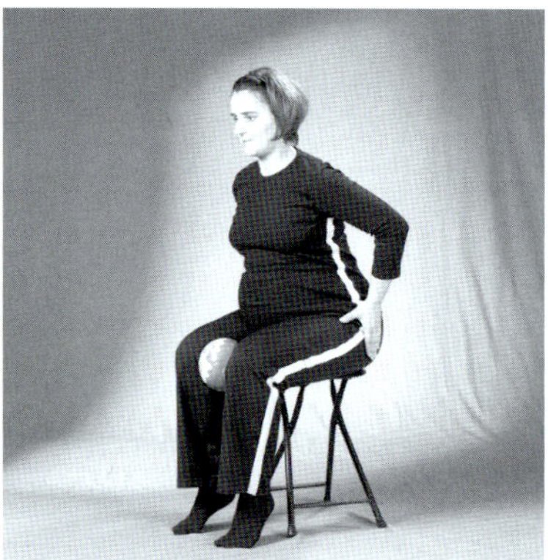

Abb. 3: Die zusätzliche Spannung von Fersen, Oberschenkelinnenseiten sowie unterer Bauchmuskelanteile unterstützen den blasen- und scheidenumgebenden Muskelbereich

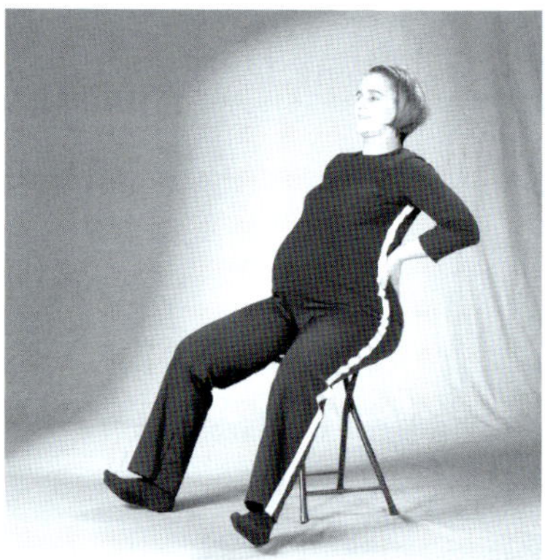

Abb. 4: Die angehobenen Vorderfüße, geöffneten Oberschenkel und eine aufgebaute Gesäßmuskelspannung unterstützen den Schließmuskelbereich des Darmes

3. Gleiche Position, „Beckenbodenschaukel“, die Hände auf die Oberschenkel legen
   - ausatmend den Oberkörper nach vorne neigen und den vorderen Beckenboden mit Oberschenkel- und Bauchmuskulatur anspannen, Füße auf Fußspitzen stellen, Knie gegeneinander drücken
   - einatmend in die Mitte zurückkommen. Ausatmend Rücken leicht nach hinten bewegen, hinteren Beckenboden und Po anspannen, Knie öffnen und Füße auf Fersen stellen. Einatmen und in die Mitte zurück.

4. Gleiche Position, „Beckenpendel“, Hände in die Taille legen
   - ausatmend wechselseitig die rechte/linke Beckenboden-Hälfte anspannen und gleichzeitig die jeweilige Hüftseite zum Rippenbogen ziehen, einatmen und zurück (siehe Abb. 5).

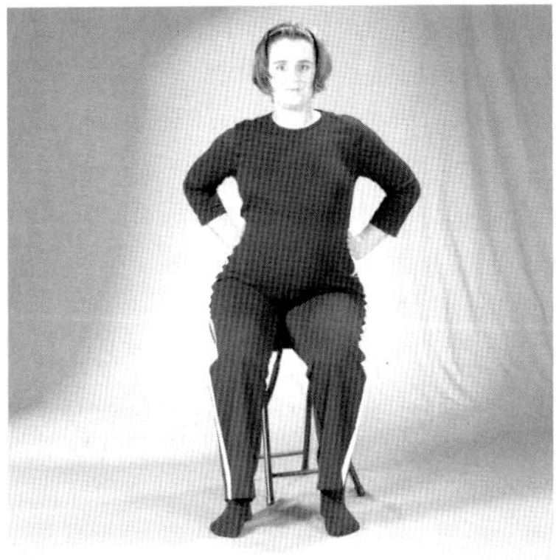

Abb. 5: Diese Übung erleichtert eine Isolation der seitlichen Beckenbodenanteile. Während eine Hüftseite hochgezogen wird, kann gut wahrnehmbar die entsprechende Beckenbodenhälfte angespannt werden

5. Gleiche Position, Hände auf die Oberschenkel legen (alternativ: Kissen oder Ball)
   - bei aufgerichtetem Rücken „die eigene Mitte finden“, ausatmen und den gesamten Beckenboden, Oberschenkel, Bauch, Gesäß anspannen.

6. Gleiche Position
   - „große Beckenkreise“ mit Beckenboden-Einsatz, ruhige Atmung, langsam die Wirbelsäule nach vorne bewegen, vorderen Beckenboden anspannen, die rechte Beckenschaufel heben und rechten Beckenboden anspannen
   - Rücken nach hinten bewegen und hinteren Beckenboden sowie die Pomuskeln spannen, Fersen fest in den Boden stemmen und
   - Knie öffnen, die linke Beckenschaufel bei linksseitiger Beckenboden-Spannung heben (beide Richtungen).

Cave! Nicht die Geschwindigkeit sondern die konzentrative Beckenbodenanspannung mit Synergisten hat Priorität. Fühlt eine Frau den Beckenboden nicht (mehr), dann sollte die Übung unterbrochen und anstatt der komplexen Übung wieder die einzelnen Teile geübt werden. Die Frauen sollen auf keinen Fall mit dem Gefühl nach Hause gehen, dass sie bei den neuen Übung nur die Synergisten gespürt haben. „Erfolgsdruck“ nehmen, positiv motivieren.

Stundenabschluss

1. Dehn- und Mobilisationsübungen auf dem Ball oder Hocker.
2. Atmung und Entspannung nach der Anspannungsphase: Passive Relaxation, zum Beispiel „Tagtraum“: Ein Tag im Park, siehe Seite 187ff.

Hausaufgaben

1. Grundübungen und neue Übungen. Beobachtung: Wie sitze, stehe und gehe ich? Wie sitzen, stehen, gehen andere Personen?
   Was fällt auf, was fühle ich in bestimmten Situationen?
2. „Miktions-, Wind- und Stuhlprotokoll II“ über drei Tage hinweg führen.

Workout 4

Rückenschule, beckenboden- und rückenschonendes Bewegen

Anstrengungsgrad: **1 2** 3 4 5

Praxis:
a) „Rückenschule“: beckenboden- und rückenschonendes Heben, Tragen, Sitzen, Stehen usw.
b) Vertiefung des Beckenbodenbewusstseins (Wiederholung bekannter Übungen)

Vorab: Allgemeine Erwärmung, Dehnung, Lockerung ...

Rückenschule/Beckenbodenschule

- Heben, Tragen, Sitzen, Stehen unter beckenboden- und rückenschonenden Kriterien anleiten. Orientiert an dem Arbeitsmaterial „Aktivitäten des täglichen Lebens“ (siehe Abb. 6, 7, 8).

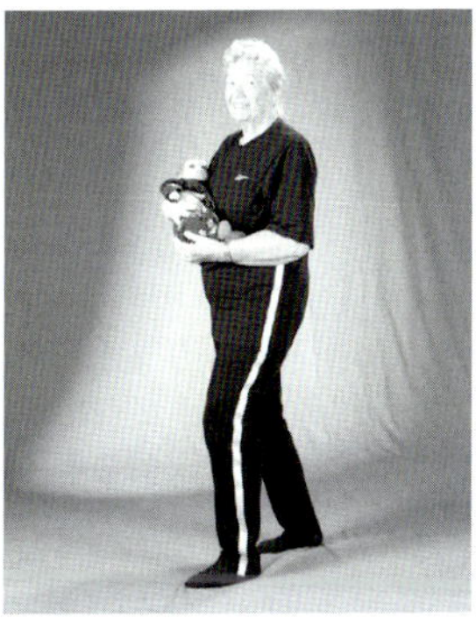

Abb. 6: Kinder sollten wegen eines möglichen Beckenschiefstandes nicht auf der Hüfte, sondern vor dem Körper gehalten und getragen werden

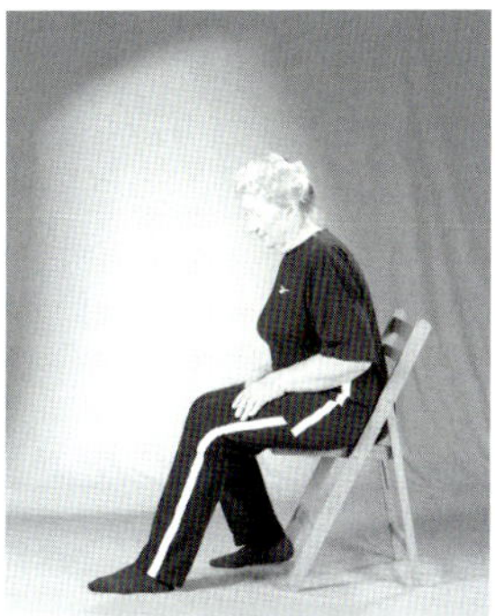

Abb. 7: Das rücken- und beckenbodengerechte Sitzen will gelernt sein. Fuß, Knie- und Hüftgelenke stehen im 90°-Winkel, Oberschenkel sind waagerecht und der Rücken sowie das Becken sind aufgerichtet

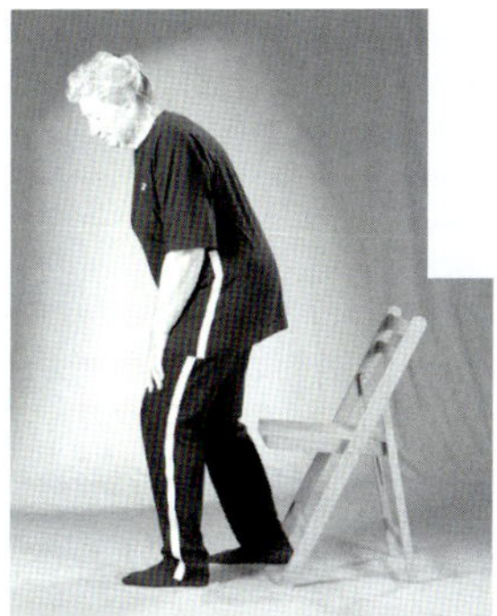

Abb 8: Beim Hinsetzen und Aufstehen den geraden Rücken abstützen, leicht in die Knie gehen und ausatmend den Beckenboden anspannen

- Wenn möglich, realen Bezug zum Alltag mit entsprechender Ausstattung herstellen. Beispiel: Wasserkiste, Putzeimer, Schrubber oder Besen, Einkaufstaschen. Haltung anhand der Gegenstände ausprobieren und üben.

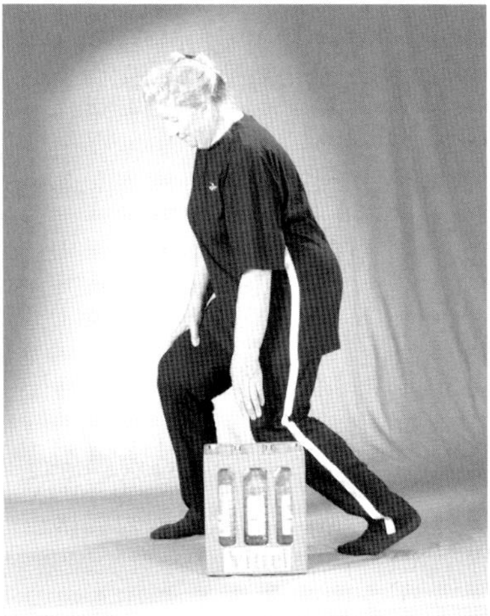

Abb. 9: Das beckenboden- und rückenschonende Heben sollte von Frauen jeder Altersklasse erlernt und verinnerlicht werden

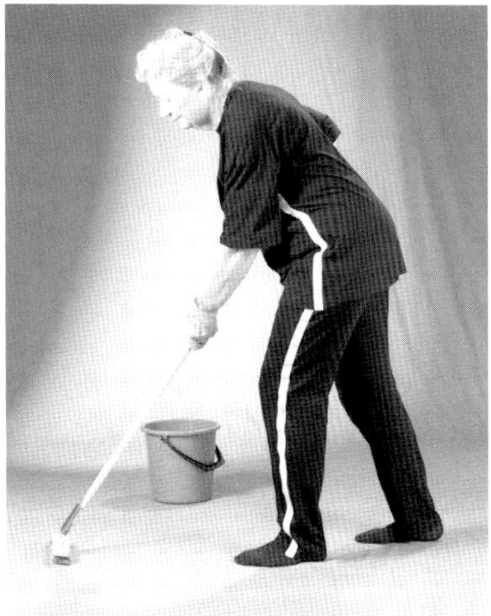

Abb. 10: Die „richtige" Körperhaltung auch im Alltag verinnerlichen: weiche, knie-, gelenk-, becken- und beckenbodenstabilisierende Schrittstellung bei aufgerichtetem Becken und geradem Rücken

Im Plenum reflektieren lassen. Physiologisches Stehen, Gehen und Sitzen unter wirbelsäulen- und beckenbodengerechten Kriterien („Haltungsschule"),Thema Füße, Schuhwerk ... (siehe Abb. 9, 10).

Vertiefung der Beckenboden-Arbeit

1. Wiederholung bekannter Übungen mit Verlängerung der Anspannungszeit
   - Übung 1 vom Workout 1 („Haltungsschule") in der Standposition
   - Übungen 2 bis 5 vom Workout 2 in der Seitenlage
   - Übungen 1 bis 5 vom Workout 3 in Rückenlage. Hier jedoch die Anspannung über mindestens zwei Atemzüge halten.

2. Neue Übungen: Rückenlage, Becken- und Beckenbodengrundspannung aufbauen (Lendenwirbelsäule unten)
   - Vorderfüße heben, Körper in die Schräge heben, ausatmend hinteren Beckenboden anspannen, Knie so weit wie möglich öffnen (siehe Abb. 11)
   - einatmen und Knie in die Grundposition, ausatmend hinteren Beckenboden anspannen, Knie wieder öffnen. Wiederholen
   - Fersen heben, Körper in die Schräge heben, ausatmend vorderen Beckenboden anspannen, Knie gegeneinander drücken (siehe Abb. 12).

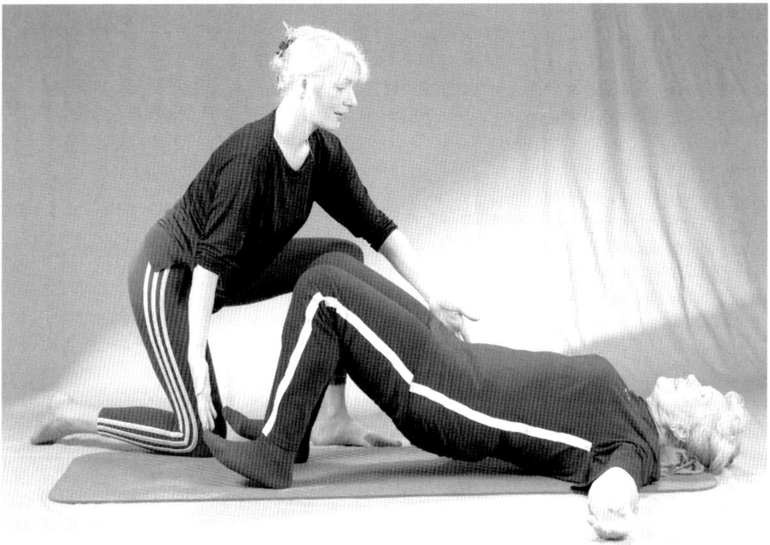

Abb. 11: Die aufbauenden Beckenbodenübungen bedürfen der Kontrolle durch die anleitende Person. Achten Sie auf das aufgerichtete und stabil gehaltene Becken. Beide Beckenschaufeln befinden sich auf gleicher Höhe

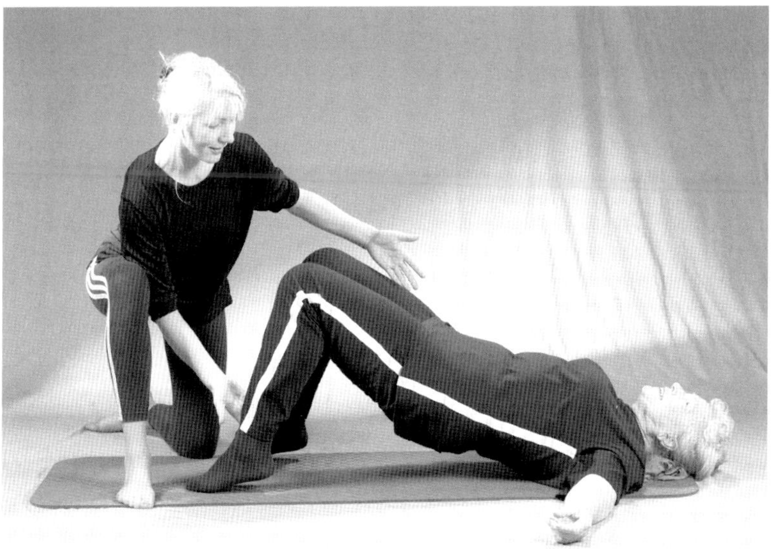

Abb. 12: Zur Unterstützung der Adduktorenspannung kann auch ein Ball oder kleines Kissen zwischen die Knie gelegt werden

Stundenabschluss

1. Dehn- und Mobilisationsübungen 6 bis 9 aus der zweiten Stunde (siehe Abb. 13).
2. „Embryonallage".

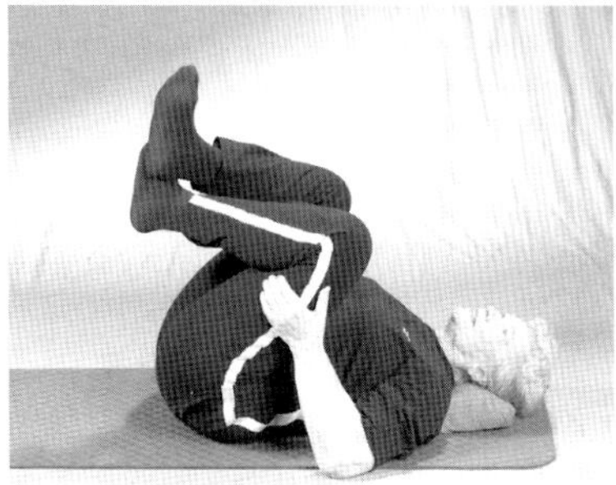

Abb. 13: Mit dieser entspannenden Dehnübung spüren Sie nicht nur die Dehnung des Beckenbodenbereiches, sondern auch die Muskeldehnung der Oberschenkelinnenseiten, der Gesäß- und unteren Rückenmuskulatur

Hausaufgaben

1. Die eigene Haltung kontrollieren, korrigieren.
2. „Aufbauübungen" mit länger anhaltender Spannung jeweils dreimal plus Wiederholung und Dehnung durchführen, dreimal pro Woche.
3. „Blasen-, Wind- und Stuhltrainingsprotokoll" führen.
4. Gedanken und Fragen zum Kursabschluss vorbereiten („Ziele" erreicht? Was hat mir der Kurs gebracht, weitere Vorschläge zum Kursinhalt, Anregungen, Kritik usw.).

Workout 5

Wirbelsäulengymnastik mit Integration des Beckenbodens, atmen und entspannen

Anstrengungsgrad: 1 **2** **3** 4 5

Praxis:
a) Wirbelsäulengymnastik mit Aktivierung der Reflexbögen

b) Bewusste Atmung und Entspannung; Entspannungspositionen für den Beckenboden

Zusätzliche Medien: Jeweils zwei Therabänder in der Farbe Rot

1. „Multifunktionale Übung 1“: Kräftigung von rumpfaufrichtender Muskulatur, Schultergürtel, Oberarme, Oberschenkel (Hinter-/Außenseiten), Gesäß- und Beckenbodenmuskulatur (hinterer Anteil).

   Sitzende Position: Therabänder jeweils zweimal oberhalb der Knie um die Oberschenkel wickeln, Enden des Bandes diagonal (linkes Ende um rechte Hand und umgekehrt) um die Handflächen legen, Hände offen, Oberarme seitlich am Oberkörper, Unterarme sind 90° angewinkelt
   - mit der Ausatmung beide Arme gleichzeitig in einer U-Form nach oben/außen bewegen, Knie auseinanderschieben, Fußspitzen heben, Fersen in den Boden, leicht nach vorne schieben. Weiteratmen, Po und hinteren Beckenboden anspannen
   - Verstärkung durch Aktivierung der Reflexbögen: Gleichzeitiges Verspannen des Gesichtes, fester Aufbiss (siehe Abb. 14).

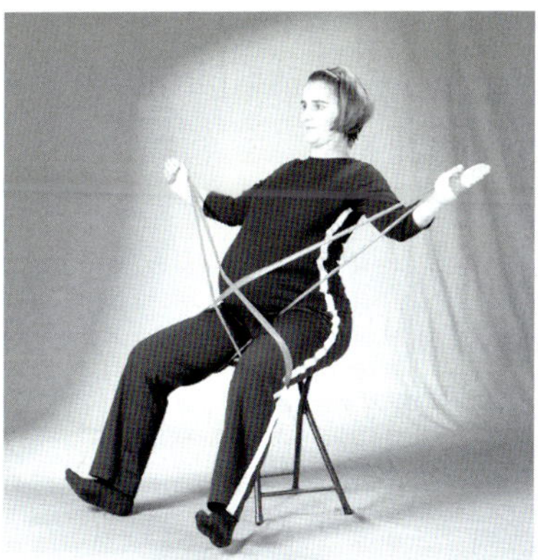

Abb. 14: Achten Sie darauf, dass die Atemtechnik mit der Beckenboden- und Körperspannung koordiniert bleibt

2. „Multifunktionale Übung 2“: Kräftigung von Schultergürtel, Oberarme, Oberschenkel (Innen- und Vorderseiten) und Beckenbodenmuskulatur (vorderer und mittlerer Anteil).

   Sitzende Position: Therabänder zur Hälfte gefaltet, jede Bandschlaufe liegt oberhalb der Knie um einen Oberschenkel, Enden des Bandes um die Handflächen, Hände offen

Abb. 15: Diese Übung schließt mit einer Verstärkung durch Aktivierung der Reflexbögen ab

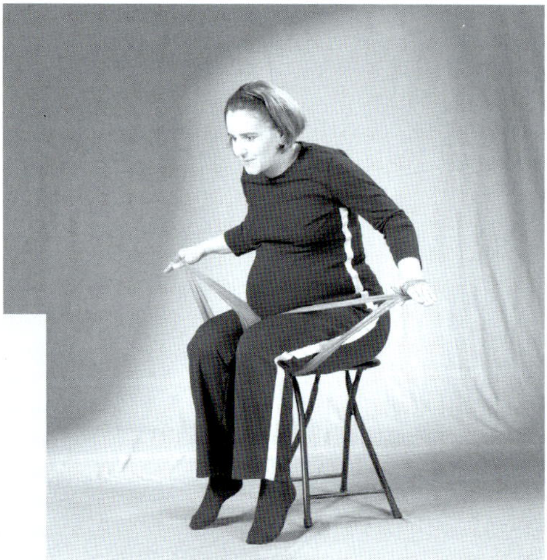

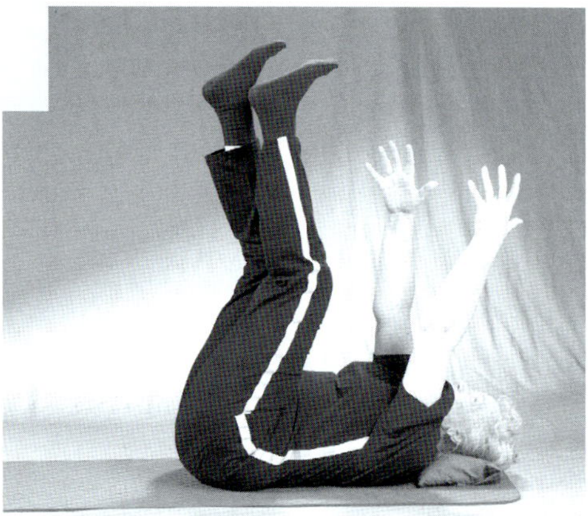

Abb. 16: Die „Zappel- oder Maikäferübung" lässt das Blut von der Peripherie in den Körpermittelpunkt fließen und gewährleistet somit eine gute Beckendurchblutung

- mit der Ausatmung beide Arme mit leichter Ellbogenbeugung nach außen/seitlich ziehen, Fersen heben, auf die Spitzen stellen, Knie zusammendrücken und den vorderen Beckenboden anspannen
- mit der Einatmung in die Ausgangsstellung zurück
- Verstärkung durch Aktivierung der Reflexbogen: Gleichzeitiges Vorstrecken der Brustwirbelsäule nach vorne. (siehe Abb. 15)

Kräftigung der Bauch- und Beinmuskulatur

Cave: Nicht für Schwangere geeignet!

1. Rückenlage, aufgestellte Beine, Arme liegen neben dem Körper
   - Beine nacheinander zur Decke strecken, Lendenwirbelsäule hat Bodenkontakt, Arme heben und „Zappelbewegungen" (siehe Abb. 16).
2. Rückenlage, aufgestellte Beine
   - Fußspitzen heben, Fersen und Lendenwirbelsäule in den Boden drücken, Arme seitlich schulterhoch ausstrecken und auf den Boden legen (siehe Abb. 17)

- linkes Bein senkrecht heben und die rechte Hand unter Beckenbodenspannung gegen die Außenseite des linken Oberschenkels drücken (dynamisch, statisch), Bein gibt Gegendruck, Seitenwechsel (siehe Abb. 18)
- gleiche Position, jetzt jedoch die rechte Hand unter Beckenbodenspannung gegen die Innenseite des linken Oberschenkels drücken (dynamisch, statisch), Bein gibt Gegendruck, Seitenwechsel (siehe Abb. 19).

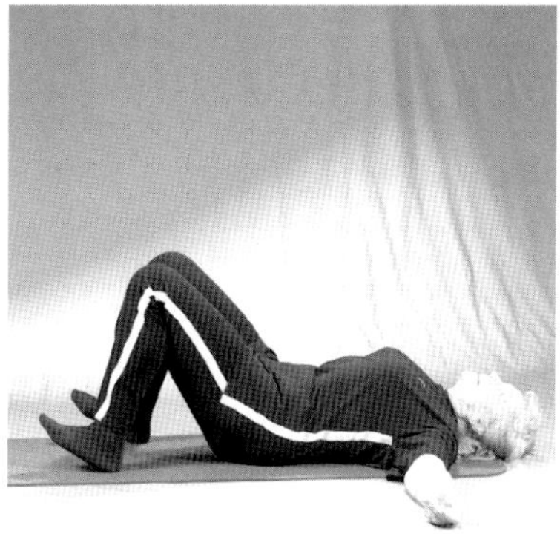

Abb. 17: Weisen Sie bei der Anleitung der Grundposition deutlich auf den Aufbau der Beckenbodenspannung bei der Ausatmung hin

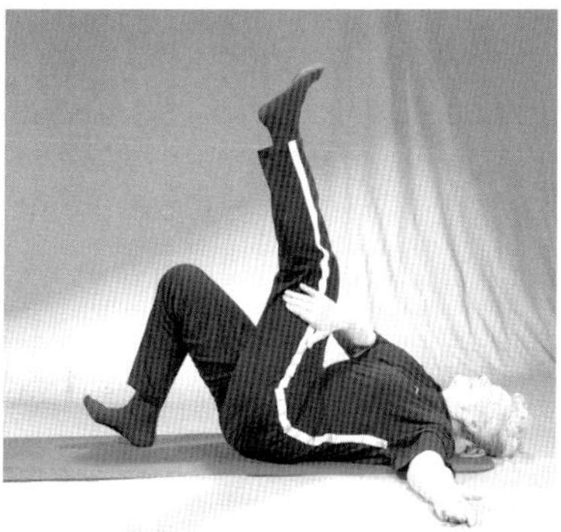

Abb. 18: Halten Sie das Bein nicht fest, sondern drücken Sie mit der Hand gegen das Bein, während das Bein gegen die Hand drückt. Je stärker der gegenseitige Druck, umso größer die Aktivierung der quer- und schrägverlaufenden Bauchmuskeln

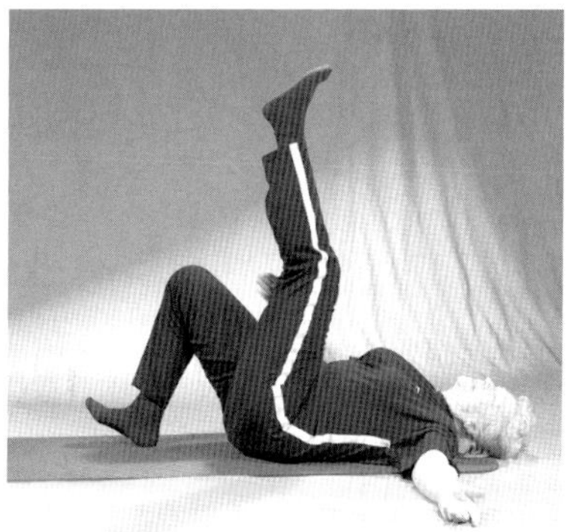

Abb. 19: Hier spüren Sie bewusst die gute Anspannmöglichkeit des Beckenbodens und die Unterstützung der helfenden Muskulatur

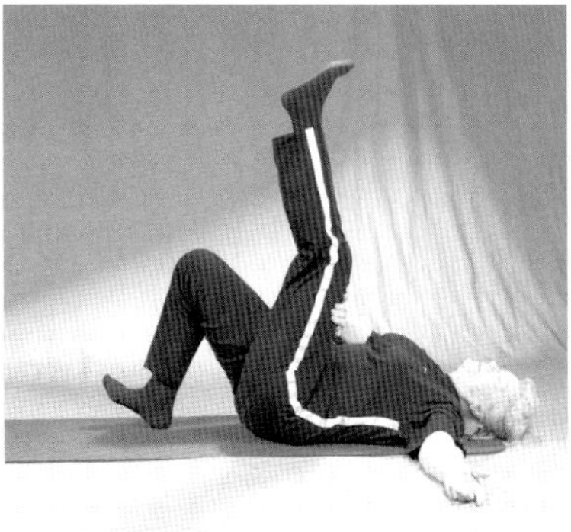

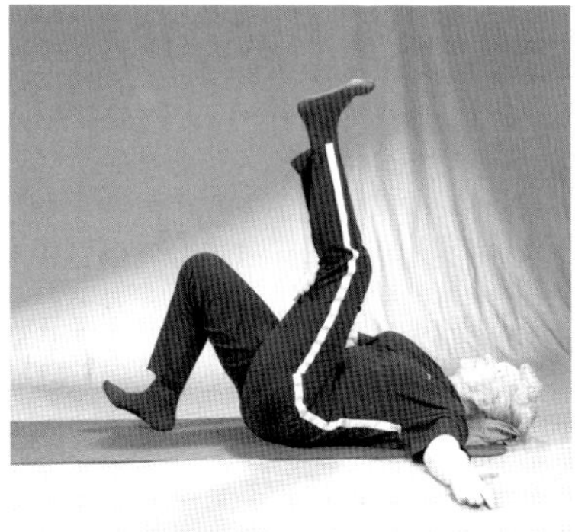

Abb. 20: Der gesamte Bauchmuskelbereich ist angespannt. Diese Übung nur durchführen, wenn die Beckenbodenspannkraft während der gesamten Zeit gehalten werden kann!

Abb. 21: Ein Gymnastikstab, den Sie mit beiden Händen gegen die Oberschenkelhinterseite drücken, kann diese Übung maximieren

- gleiche Position, jetzt jedoch die rechte Hand unter Beckenbodenspannung gegen die Vorderseite des linken Oberschenkels drücken (dynamisch, statisch), Bein gibt Gegendruck, Seitenwechsel (siehe Abb. 20)
- gleiche Position, jetzt jedoch die rechte Hand unter Beckenbodenspannung gegen die Hinterseite des linken Oberschenkels drücken (dynamisch, statisch), Bein gibt Gegendruck, Seitenwechsel (siehe Abb. 21).

Abschließende Dehnübungen

1. Rückenlage, Beine aufgestellt, Arme seitlich waagerecht
   - Knie nacheinander zur rechten Seite ablegen
   - Kopf nach links drehen, Seitenwechsel (siehe Abb. 22).

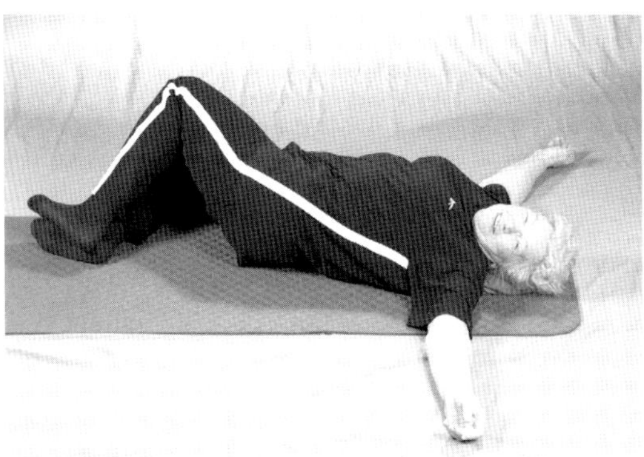

Abb 22: Bevor Sie die Beine hochstellen, atmen Sie aus, runden den unteren Rücken und spannen den Beckenboden an. Die Füße bleiben auf dem Boden (Becken- boden- und Lendenwirbelsäulenschutz!)

2. Rückenlage, Beine aufgestellt
   - linkes Bein senkrecht heben, Knie fast durchdrücken und Fuß flexen, Oberschenkel mit beiden Händen fassen, langsam in die erste Dehnposition ziehen, Knie gerade lassen, leichtes Lösen der Spannung nach circa zehn bis 15 Sekunden, dann folgt eine zweite Dehnphase
   - den Kopf bei Beckenbodenspannung und entspannten Schultern heben und gegebenenfalls mit den Händen den Unterschenkel in Fesselhöhe halten, Seitenwechsel (siehe Abb. 23).

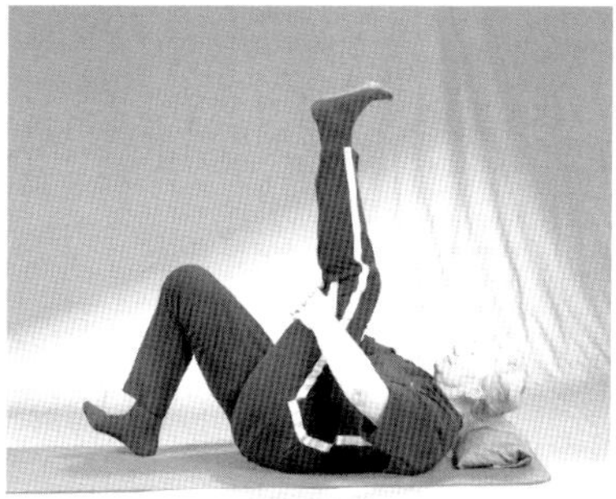

Abb. 23: Halten Sie Ihren Schulterbereich locker, während Sie das Bein halten. Atmen Sie ruhig ein und aus

3. Seitenlage einnehmen, Beine umarmen und somit den oberen Rücken dehnen und kurz ausruhen.
4. Dehnübung für Innenseiten der Oberschenkel, Hüftgelenkregion, Leisten, Mm. piriformis, obturatorius internus, iliopsoas (bestehend aus M. m. iliacus, psoas major und minor), Beckenboden und unterer Rücken.

   Sitzende Position, Fersen aneinander, flexen und stützen Sie sich mit den Händen hinter dem Körper ab (siehe Abb. 24, 25)
   - den geraden Rücken nach vorne schieben und halten, dehnen.

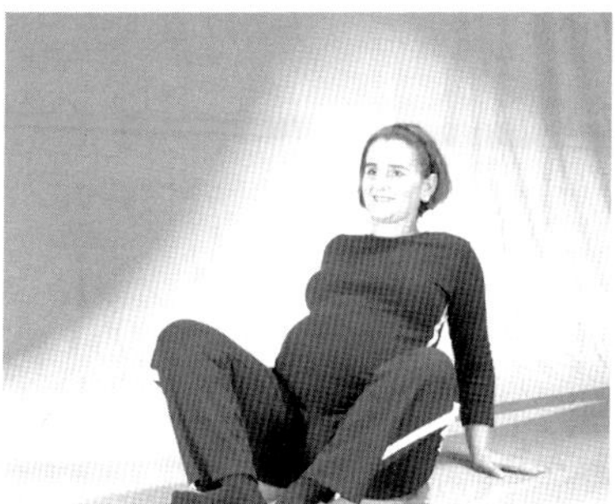

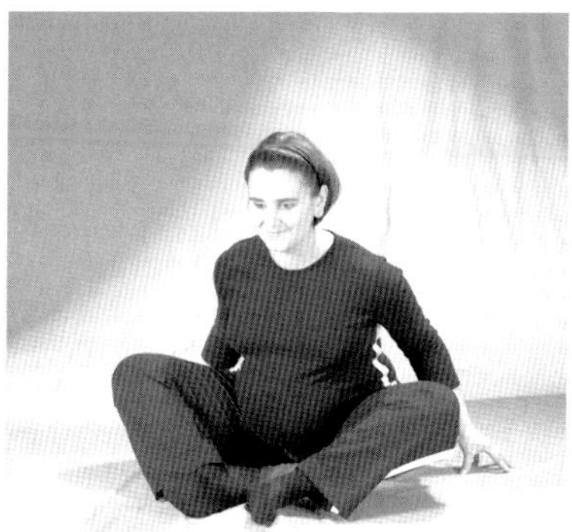

Abb. 24, 25: Stützen Sie sich mit den Händen hinter dem Körper ab. Zum Dehnen den geraden Rücken nach vorne schieben und halten

5. Dehnübung für Oberschenkelvorderseite, M. iliopsoas, Hüftgelenksregion, unterer Bauchmuskelantagonist.

   Knie-Fußstand, Beckenschaufeln bleiben auf gleicher Höhe, Rücken gerade, der Kopf bildet die Verlängerung der geraden Wirbelsäule, Blick nach vorne/unten
   - mit den Unterarmen auf dem vorderen Oberschenkel abstützen und das hintere Knie so weit wie möglich nach hinten schieben, Dehnung spüren und entspannen
   - ruhig atmen, Seitenwechsel (siehe Abb. 26).

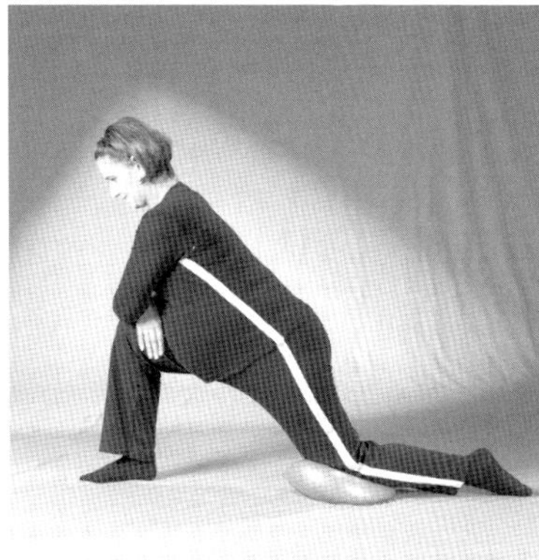

Abb. 26: Beim Dehnen bleiben das vordere Fuß- und Kniegelenk übereinander, das Becken aufgerichtet, die Beckenschaufeln parallel zueinander und der Rücken gerade

6. Dehnübung für Oberkörper, Schultergelenk und Schultergürtel, Hals- und Brustwirbelsäule.

   Grätschstand, Hände locker auf die Oberschenkel legen, die Daumen liegen auf der Innenseite
   - Rücken runden, Kopf senken (siehe Abb. 27).

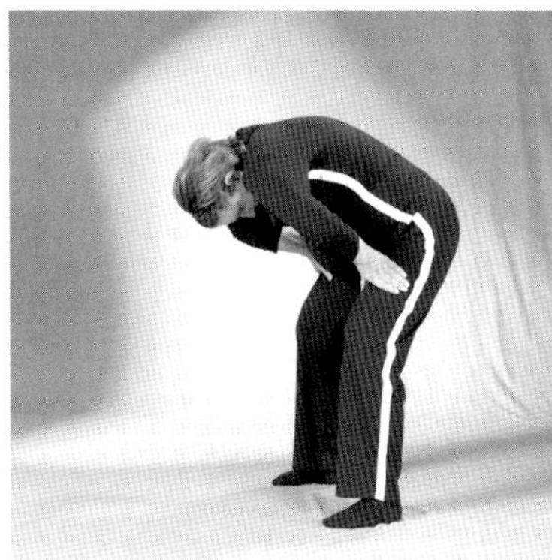

Abb. 27: Zum Dehnen den Rücken runden und den Kopf senken

7. Dehnübung für die brustumgebende Muskulatur, Schultergelenke, Schultergürtel, Arme.

   Stehende Position
   - Hände bei gerader Haltung am unteren Rücken übereinander legen, Ellbogen nicht ganz durchdrücken, Arme leicht nach oben ziehen, wobei die Schultern unten bleiben, auslockern
   - Arme in U-Form, Ellbogen schulterhoch. Arme nach hinten schieben, halten.

Stundenabschluss

1. Bewusste Atmung und Entspannung: Entspannungspositionen für den Beckenboden
   - Knie-Ellbogenlage: Vom Vier-Füßler-Stand in die Knie-Ellbogenlage gehen. Das heißt Ellbogen unter die Schultern bringen und sich auf die Unterarme stützen. Das Gesäß bleibt oben, die Hüftgelenke stehen über den Kniengelenken (ruhige Atmung und freie Beckenbewegung)
   - oder „Indische Kehre“: In Rückenlage das Becken durch darunter liegende Kissen auf ungefähr 20 Zentimeter erhöhen.

Kursabschluss

Vorschlag: (Anonyme) Reflexion durch Fragebogen oder Gruppengespräch einholen. Gegebenenfalls weiterführende Angebote bekannt geben. Danach bietet sich ein gemütlicher Ausklang an.

Workouts für den Aufbaukurs

Ganzheitliche aufbauende Beckenbodengymnastik

Workout 1

Fußgymnastik, Integration der Bauchmuskeln

Anstrengungsgrad:	1 **2** **3** 4 5
Praxis	a) Fußgymnastik
	b) Integration der schräg- und querverlaufenden Bauch- und der unteren Rückenmuskulatur über die Diagonale, ohne den Kopf zu heben (Grundübungen)
Zusätzliches Medium:	Mittelgroßer Ball (ø 20 cm)
Vorab:	Allgemeine Erwärmung, Dehnung, Lockerung ...

Fußgymnastik

Stehende Position, weiche Knie, gerader Rücken, aufgerichtetes Becken

- Füße wechselseitig über einen Tennis- oder Igelball kreisen lassen
- Fersen gleichseitig und wechselseitig heben und senken
- Vorderfüße gleichseitig und wechselseitig heben und senken
- Außenseiten der Füße heben, halten, senken. Zehen bleiben stehen
- Zehen in Richtung Fersen schieben, bis der Mittelfuß keinen Kontakt zum Boden hat (Vorübung zum „Schneckengang")
- „Schneckengang mit den Füßen", das heißt Zehen einziehen und den Fuß nach vorne ziehen, ohne ihn zu heben, um sich nach vorne fort zu bewegen
- Innenseiten der Füße heben, halten, senken. Zehen bleiben stehen
- Überkreuzte Beine (Füße) und parallel stehend, Fersen heben und senken (siehe Abb. 28)
- Verschiedene Dinge mit den Zehen vom Boden heben (Tuch, Zeitung, Murmeln)

Frauen beckenboden- und rückengerecht hinlegen lassen.

Integration der schräg- und querverlaufenden Bauch- und der unteren Rückenmuskulatur, ohne den Kopf zu heben (Grundübungen)

1. Seitenlage und „Grundspannung“, Beine anwinkeln
   - ausatmend Füße flexen und Beine fest anspannen, Becken aufrichten, Beckenbodenspannung aufbauen, Brustwirbelsäule vorschieben, „verkniffenes Gesicht“ machen, Zähne aufeinander beißen (siehe Abb. 29)
   - ausatmen, obere Faust fest in die Unterlage stemmen, einatmen, entspannen, Seitenwechsel (siehe Abb. 30).

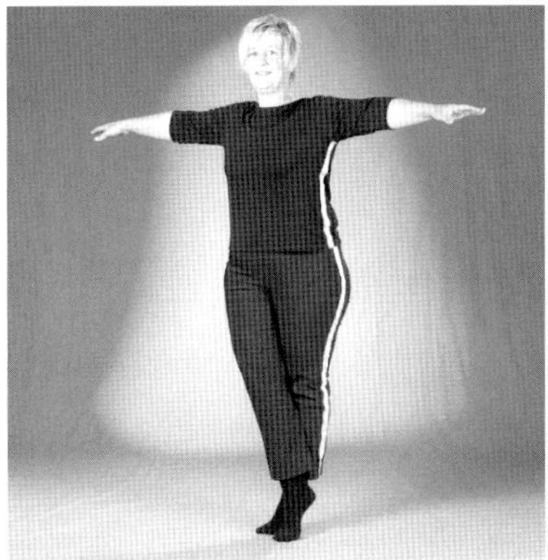

Abb. 28: Um das Gleichgewicht auszubalancieren, können Sie die Arme seitlich waagerecht ausstrecken oder sich an einer Wand festhalten. Über die Reflexbahnen der Füße wird zusätzlich der Beckenboden stimuliert

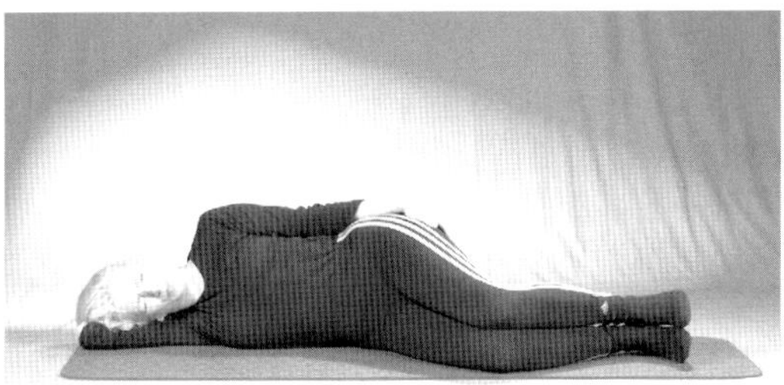

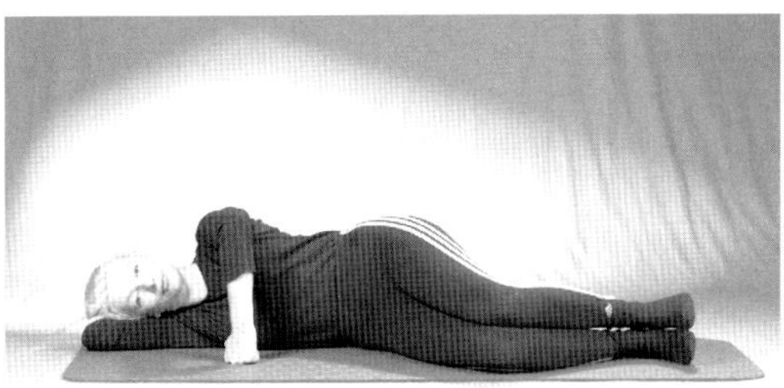

Abb. 29, 30: Aktivieren Sie durch Ihre Gesichts-, Rücken- und Fußspannung die Reflexzonen und Reflexbahnen Ihres Beckenbodens. Durch den Faustdruck wird die Bauchmuskulatur aktiviert: Je fester Sie die Faust in den Boden drücken, umso stärker spüren Sie die Bauchmuskulatur

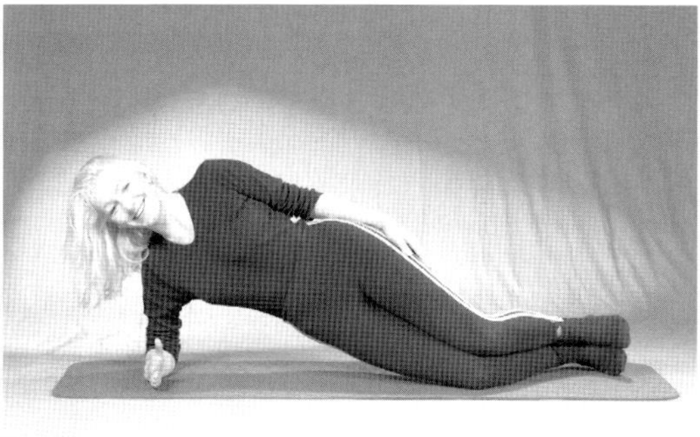

Abb. 31: Mit der Ausatmung und der Grundspannung heben Sie das Becken, mit der Einatmung sowie Lösung der Grundspannung senken Sie das Becken wieder ab

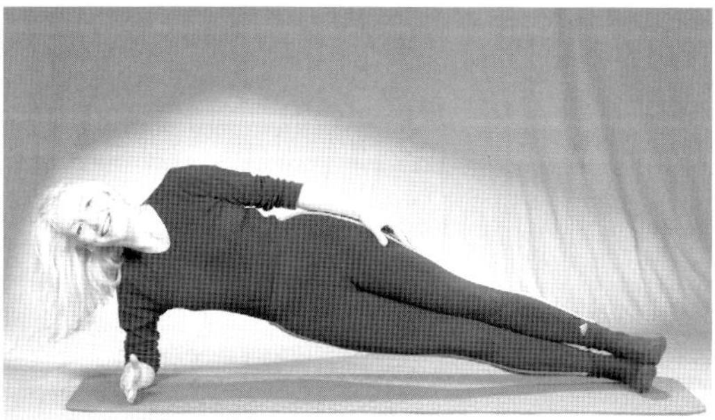

Abb. 32: Variante: Heben Sie den oberen Arm vor Übungsbeginn an. Mit der Ausatmung die Hand fausten, den Arm supinieren und ihn mit viel Kraft an die obere Flanke ziehen. Einatmen, das Becken senken und den Arm wieder heben

2. Seitenlage und „Grundspannung", Beine anwinkeln, Körper auf unterem Unterarm abstützen
   - Becken ausatmend von der Unterlage heben, einatmen und senken (siehe Abb. 31)
   - Beine lang ausstrecken, Knie weich halten und den gesamten Körper ausatmend heben, einatmend langsam absenken
   - weiteratmen und leichte Auf- und Abbewegungen mit dem Körper durchführen, gegebenenfalls oberen Arm in Richtung Decke schieben (siehe Abb. 32).

Cave: Bei diesen Übungen darauf achten, dass der Rücken gerade und stabil gehalten wird. Obere Schulter sollte nicht nach vorn über den Oberkörper geschoben werden. Bei den letzten beiden Übungen darauf achten, dass die Knie weich und die Muskelspannung in den Beinen erhalten bleibt (Kniegelenkschutz).

3. Rückenlage, Grundspannung, Füße flexen, Fersen in den Boden stemmen, Lendenwirbelsäule runterdrücken
   - ausatmend das Becken unter Beckenbodenspannung langsam in die Schräge heben, einatmend langsam abrollend absenken

- das Becken jetzt oben halten, mit der nächsten Ausatmung das rechte Knie angewinkelt in Richtung Oberkörper schieben. Gleichzeitig drückt die linke Hand gegen den rechten Oberschenkel, einatmen, Bein abstellen, ausatmen und Seitenwechsel des Beines und Armes.

Cave: Bei diesen Übungen auch die Reflexbogen aktivieren und darauf achten, dass das Becken in der Schräge aufgerichtet bleibt (Hohlkreuzvermeidung!). Weiterhin sollen die Beckenschaufeln auf gleicher Höhe bleiben und nicht einseitig abrutschen. Bei der letzten Übung darauf achten, dass die Winkel zwischen Fuß und Unterschenkel sowie zwischen Unter- und Oberschenkel eine 90°-Position beibehalten (Gelenkschutz!).

Abschließende Dehnübungen

1. Linke Seitenlage, den Oberkörper jetzt „auf den Rücken legen"
   - rechten Arm seitlich und schulterhoch ausstrecken. Blick nach rechts, Seitenwechsel (siehe Abb. 33).

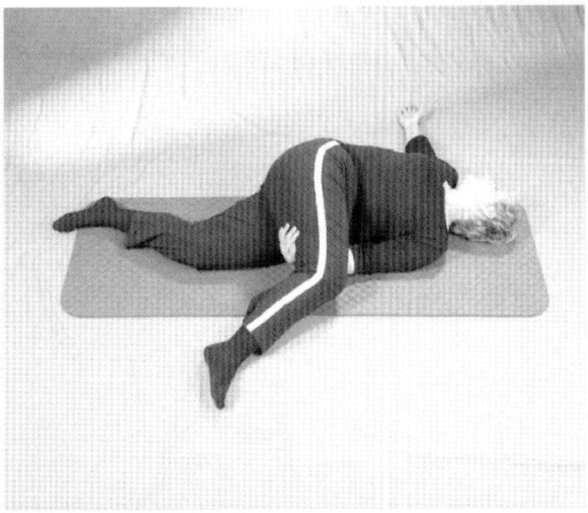

Abb. 33: Eine verstärkte Dehnung erreichen Sie, wenn Sie das Bein mit der Hand noch höher an den Oberkörper ziehen. Vorsicht bei Frauen mit Problemen der Lendenwirbelsäule!

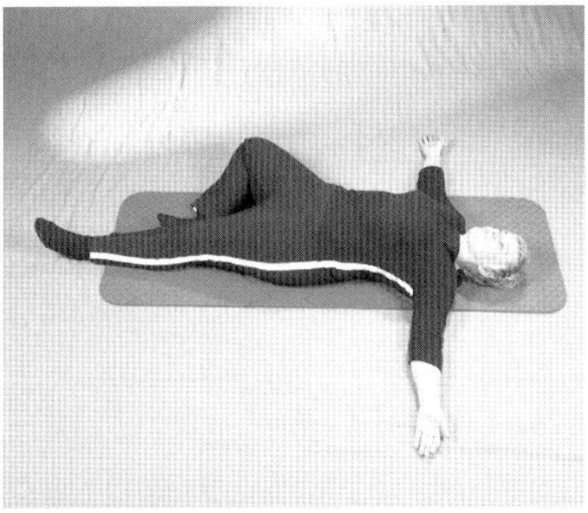

Abb. 34: Fordern Sie die Frauen auf, die Dehnung bewusst wahrzunehmen

2. Rückenlage, rechtes Bein lang ausgestreckt, linkes Bein steht aufrecht
   - das linke Bein langsam zur linken Seite ablegen und Bauch-, Beckenboden-, Hüftgelenks- und Adduktorendehnung spüren lassen, Seitenwechsel (siehe Abb. 34).

3. Knie-Fußstand
   - vorderes Knie steht über dem Fußgelenk, Becken und Rücken sind aufgerichtet, hinteres Bein so weit nach hinten schieben so lange die Beckenschaufeln stabil auf gleicher Höhe der anderen gehalten werden können

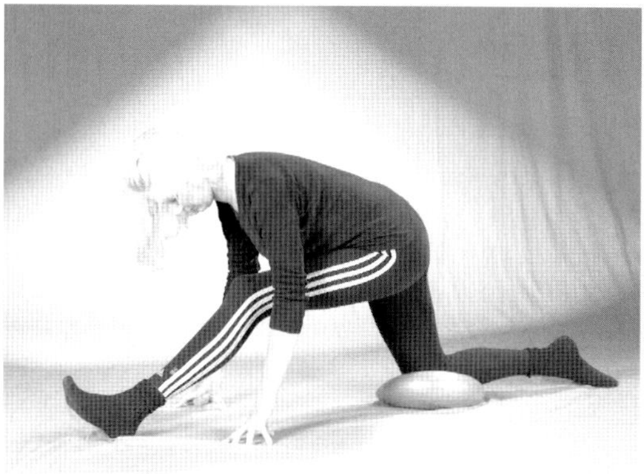

Abb. 35: Achten Sie auf eine gerade Wirbelsäule - vor allem im Brustwirbelbereich! Polstern Sie gegebenenfalls das Knie mit einem Sitzballkissen ab

- die Hände bei geradem Rücken rechts und links auf dem Boden abstützen, das Körpergewicht nach hinten verlagern, vorderes Bein streckt sich und vorderen Fuß flexen (siehe Abb. 35).

Stundenabschluss (Vorschläge)

- gegenseitige Rückenmassage mit dem Igel- oder Tennisball
- einen mittelgroßen Ball oder ein Sitzballkissen unter das Becken legen und das Becken ruhig und ausgiebig auf dem Ball bewegen
- „Domino“: Kreisrunde Aufstellung, Frauen fassen sich an den Schultern, Kopf drehen und zurück, Kopf im Halbkreis über die Brust und zurück, Schultern wellenartig heben und senken und zurück.

Weiter geht's mit den Hüften, Knien usw.

Workout 2

Aufbauendes Venentraining, Integration der Bauchmuskulatur, aufbauende Beckenbodengymnastik

Anstrengungsgrad: 1 2 **3 4** 5

Praxis:
a) Aufbauendes Venentraining
b) Integration der schräg- und querverlaufenden Bauch- und der unteren Rückenmuskulatur über die Diagonale, wobei der Kopf angehoben wird (Aufbauübungen)
c) Aufbauende Beckenbodenübungen

Vorab: Allgemeine Erwärmung, Dehnung, Lockerung ...

Aufbauendes Venentraining

1. Grundspannung: Vorderfüße flexen und Fersen in den Boden stemmen, Po anspannen, Lendenwirbelsäule in Richtung Unterlage schieben, Beckenbodenspannung aufbauen, das Becken heben, oben halten, ruhig weiteratmen und das rechte Bein als Verlängerung der Schrägen nach vorne ausstrecken (siehe Abb. 36)
   - den Fuß beugen und strecken, Becken bleibt stabil und waagerecht, Beinwechsel bei weiterem „Beckenhochstand" (insgesamt vier bis sechs Wechsel in dieser Position)
   - den Fuß im Gelenk rechts- und linksseitig kreisen, Becken bleibt stabil und waagerecht, Beinwechsel bei weiterem „Beckenhochstand" (insgesamt vier bis sechs Wechsel in dieser Position)
   - die Zehen öffnen und schließen, Becken bleibt stabil und waagerecht, Beinwechsel bei weiterem „Beckenhochstand" (insgesamt vier bis sechs Wechsel in dieser Position).

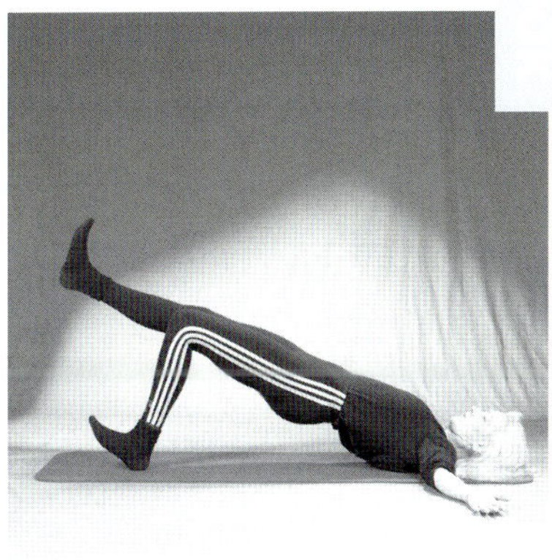

Abb. 36: Achten Sie auf den gleichen Höhenstand der Beckenschaufeln. Das Becken muss in dieser Position aufgerichtet bleiben

2. Beine lang ausstrecken, Füße nach Möglichkeit circa 20 cm erhöht ablegen (Kissen, Ball, Partnerin)
   - ausatmend feste Muskelspannung in den Füßen, Unterschenkeln, Oberschenkeln, Beckenboden und Po aufbauen, halten, einatmend entspannen. Fußseitenwechsel.

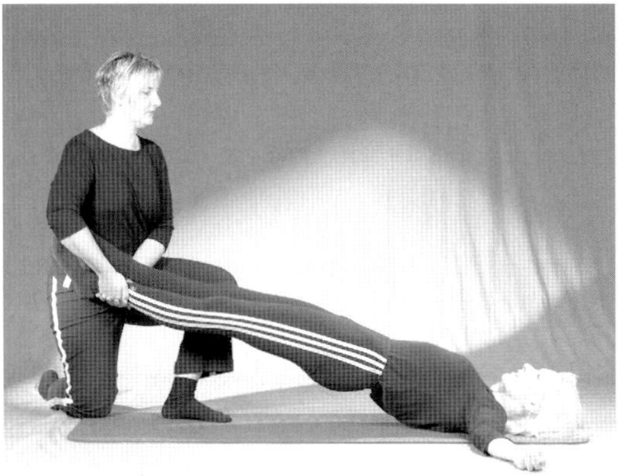

Abb. 37: Arbeiten die Frauen alleine, können Kissen unter die Unterschenkel und die Fäuste unter den Po gelegt werden

Cave: Spannung komplett halten! (siehe Abb. 37)

Integration der schräg und querverlaufenden Bauch- und der unteren Rückenmuskulatur über die Diagonale. Der Kopf wird angehoben (Aufbauübungen)

Rückenlage, aufgestellte Beine, Fußspitzen heben, Fersen und Lendenwirbelsäule in den Boden drücken, das Becken in die Schräge heben

- ausatmend das linke Bein senkrecht, dann den Kopf heben und die rechte Hand unter Beckenbodenspannung gegen die Außenseite des linken Oberschenkels drücken (dynamisch, statisch), Bein gibt Gegendruck, Seitenwechsel (siehe Abb. 38)
- die rechte Hand unter Beckenbodenspannung gegen die Innenseite des linken Oberschenkels drücken (dynamisch, statisch), Bein gibt Gegendruck, Seitenwechsel (siehe Abb. 39)
- die rechte Hand unter Beckenbodenspannung gegen die Vorderseite des linken Oberschenkels drücken (dynamisch, statisch), Bein gibt Gegendruck und kann zu 90° angewinkelt werden. Seitenwechsel (siehe Abb. 40)
- die rechte Hand unter Beckenbodenspannung gegen die Hinterseite des linken Oberschenkels drücken (dynamisch, statisch), Bein gibt Gegendruck, Seitenwechsel (siehe Abb. 41).

Aufbauende Beckenbodenübungen

1. Rückenlage, Grundspannung, aufgestellte Beine, Fußspitzen heben, Fersen und Lendenwirbelsäule in den Boden drücken, das Becken heben und oben halten

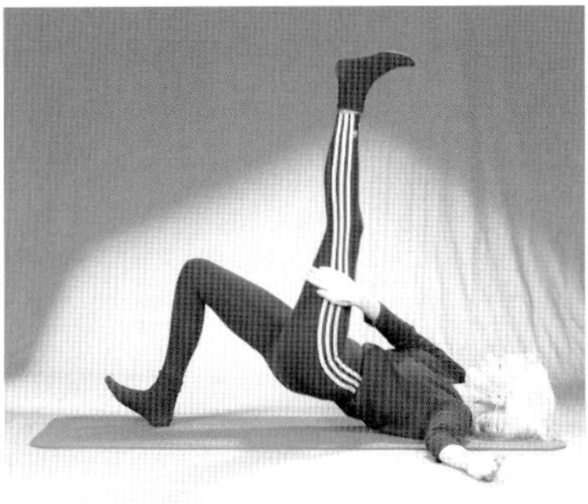

Abb. 38

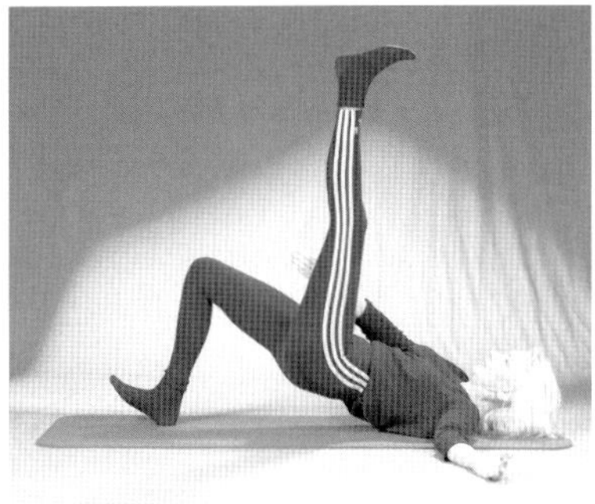

Abb. 39

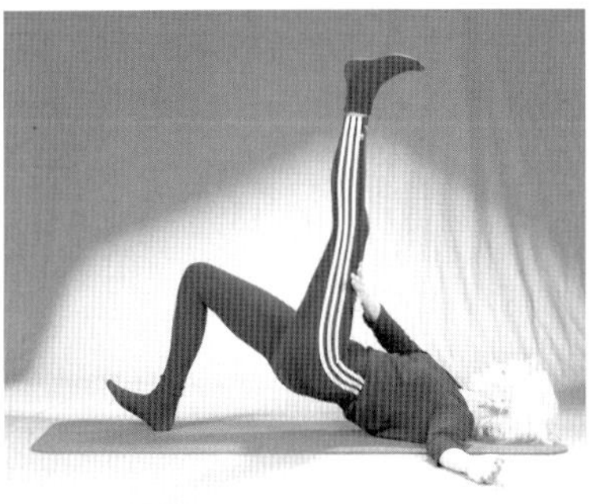

Abb. 40

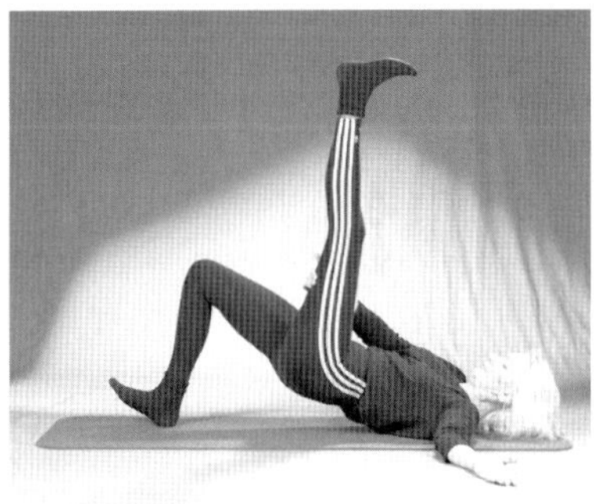

Abb. 41

Integration der schräg- und querverlaufenden Bauch- und der unteren Rückenmuskulatur über die Diagonale

- mit der nächsten Ausatmung die Knie öffnen, hinteren Beckenboden (Schließmuskel) anspannen, einatmen, Knie in die Mittelposition bringen, ausatmend die Knie öffnen usw.

2. Rückenlage, Grundspannung, die Fersen heben („Fußspitzenstand")
   - mit der nächsten Ausatmung die Knie fest zusammendrücken, vorderen Beckenboden (Blase und Scheide) anspannen, einatmen, Knie in die Mittelposition, ausatmen, Knie fest gegeneinander drücken usw.
3. Rückenlage, Grundspannung (Kombination aus Übung 1 und 2)
   - mit der nächsten Ausatmung Vorderfüße heben, die Knie öffnen, hinteren Beckenboden (Schließmuskel) anspannen
   - einatmend Fußsohlen komplett aufstellen und Knie in die Mittelposition
   - ausatmend Fersen heben und gleichzeitig die Knie fest zusammendrücken, vorderen Beckenboden (Blase und Scheide) anspannen
   - einatmend Fußsohlen komplett aufstellen. Das Becken bleibt oben!

Abschließende Dehnübungen

1. Rechte Seitenlage, den Oberkörper „auf den Rücken legen“ und rechten Arm seitlich und schulterhoch ausstrecken. Blick nach links, Seitenwechsel (siehe Abb. 22).

2. Rückenlage, rechtes Bein lang ausgestreckt, linkes Bein steht aufrecht. Das linke Bein langsam zur linken Seite ablegen und Bauch-, Beckenboden-, Hüftgelenks- und Adduktorendehnung spüren lassen, Seitenwechsel (siehe Abb. 34).

3. Knie-Fußstand
   - vorderes Knie steht über dem Fußgelenk, Becken und Rücken sind aufgerichtet, hinteres Bein so weit nach hinten schieben solange die Beckenschaufel stabil auf gleicher Höhe der anderen gehalten werden kann (siehe Abb. 26)
   - das Körpergewicht nach hinten verlagern, vorderes Bein streckt sich, vorderen Fuß flexen, die Hände bei geradem Rücken auf dem Boden abstützen (siehe Abb. 35).

Stundenabschluss

Schalen mit Murmeln oder anderen kleinen Gegenständen auf den Boden stellen. Frauen ziehen die Schuhe und Socken aus, setzen sich ringsherum und versuchen mit den Füßen so viele Gegenstände wie möglich aus der Schale zu nehmen und abzulegen.

Workout 3

Wirbelsäulengymnastik I

Anstrengungsgrad:	1 2 **3 4** 5
Praxis:	Kräftigung der Vorder- und Hinterseite des oberen Rückens, Schultern, Arme
Zusätzliche Medien:	Gegebenenfalls Hocker, Sitzballkissen, großer Gymnastikball, Gymnastikstäbe
Vorab:	Allgemeine Erwärmung, Dehnung, Lockerung ...

1. Stand- oder Sitzposition, „Butterfly“: Arme in U-Form, Ellbogen schulterhoch, Arme nach hinten und vorne zusammenschieben (siehe Abb. 42, 43).

   Bei der Kräftigungsübung in den leichten Grätschstand gehen und den Oberkörper nach vorne neigen. Haltungskontrolle!

2. Arme waagerecht, seitlich schulterhoch ausstrecken, Arme aus sämtlichen Gelenken heraus drehen und langsam nach vorne und wieder zurückführen.

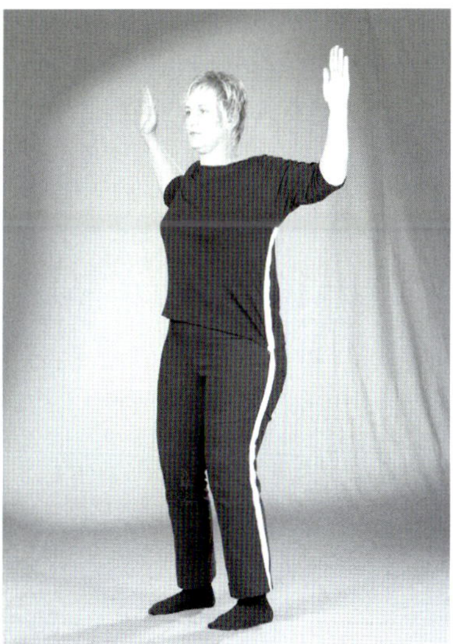

Abb. 42: Diese Übung lässt sich im Stehen oder Sitzen durchführen

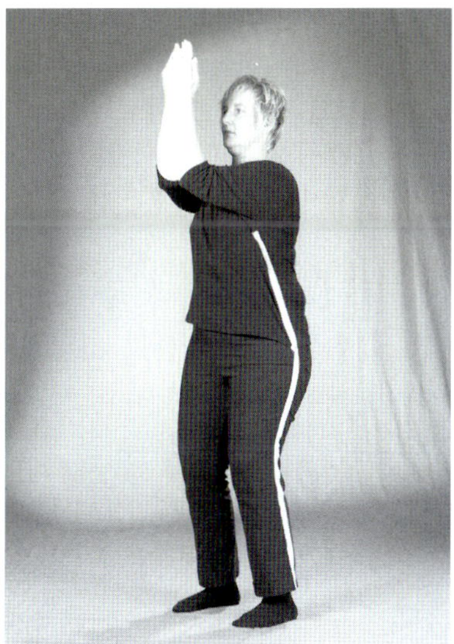

Abb. 43: Weisen Sie darauf hin, dass die Haltung selbstständig kontrolliert werden sollte

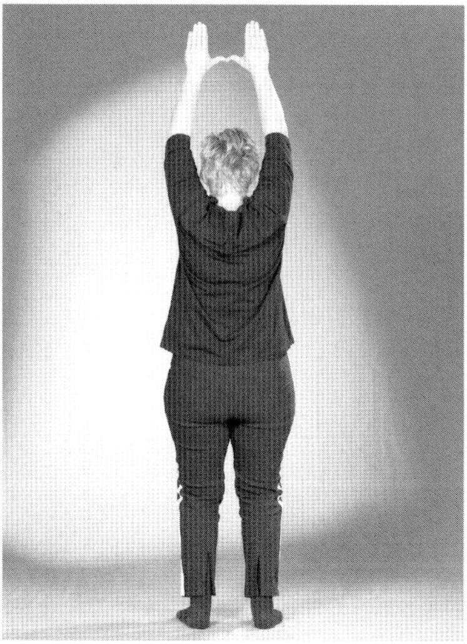 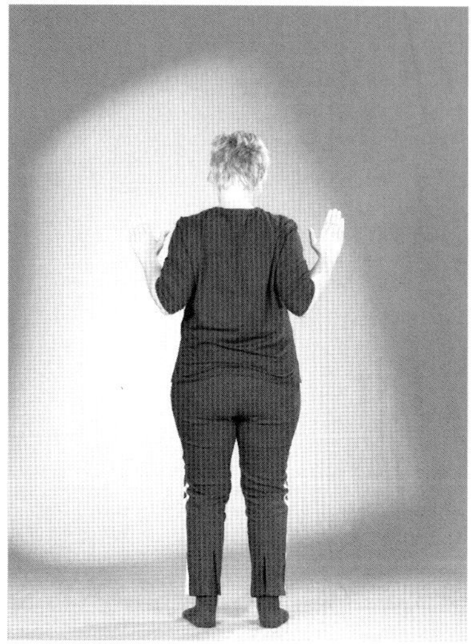

Abb. 44, 45: Heben Sie die Arme über den Kopf und ziehen Sie sie beim Herunternehmen so nah wie möglich in Richtung Brustwirbelsäule

3. Beide Arme über den Kopf heben, die Daumen berühren sich. Die angewinkelten Arme wieder senken, so dass die Ellbogen im Rücken nah zusammenkommen (siehe Abb. 44, 45).
4. Gleiche Übung wie 3., jedoch nun wechselseitiges Heben und Senken der Arme (siehe Abb. 46, 47).

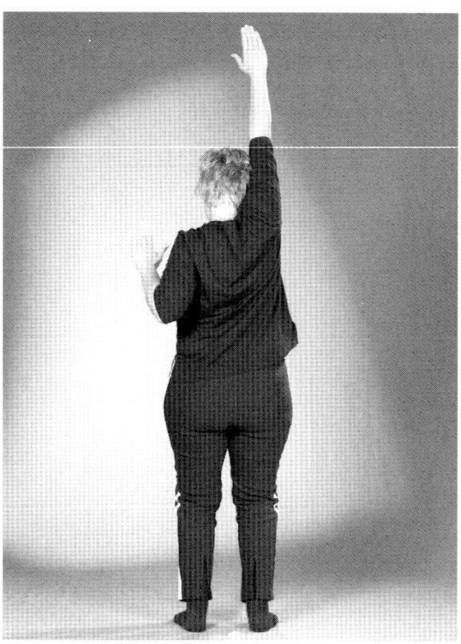 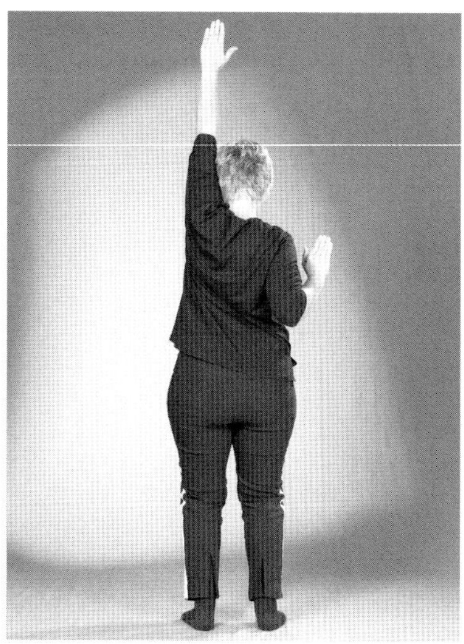

Abb. 46, 47: Grund- und Endposition Übung 4

5. Linke Hand auf den Oberschenkel legen
   - einatmend rechten Arm nach hinten oben führen, Blick folgt
   - ausatmend die rechte Hand zwischen linken Arm und Oberschenkel führen und an die Außenseite des linken Armes hochschieben (Bild: „als ob Zeitung gelesen wird"), Seitenwechsel (siehe Abb. 48).

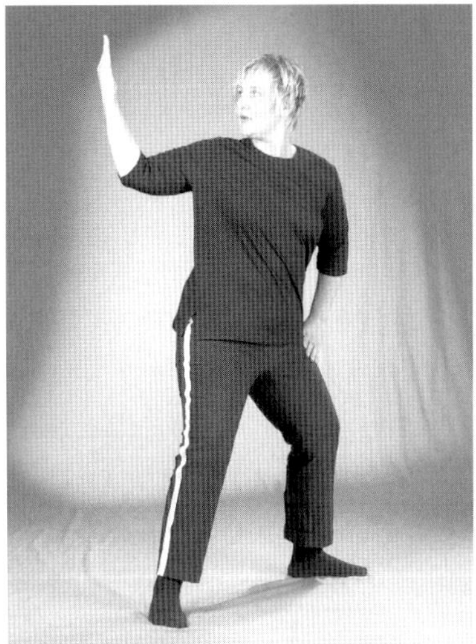

Abb. 48: Grundposition Übung 5

6. Stäbe austeilen (besser ist es, wenn sie vor Beginn schon neben dem Ball oder Stuhl liegen)
   - die Hände fassen den Stab waagerecht und schulterbreit. Stab schulterhoch vor- und zurückschieben
   - Stab mit fast durchgestreckten Armen schulterhoch heben und senken
   - Stab mit geraden fast ausgestreckten Armen über den Kopf heben und senken. Ellbogen gehen seitlich weg
   - Stab hochkant mittig in die rechte Hand nehmen. Arm ausgestreckt, Kopf und Körper bleiben vorne. Rechten Arm weit nach hinten schieben, circa zehn Sekunden halten und nach vorne zurückführen (siehe Abb. 49, 50)
   - Gleiche Übung nun mit Kopf- und Körpereinsatz: Stab wieder schulterbreit fassen und „vorwärts und rückwärts rudern", auslockern und gegebenenfalls wiederholen (siehe Abb. 51).

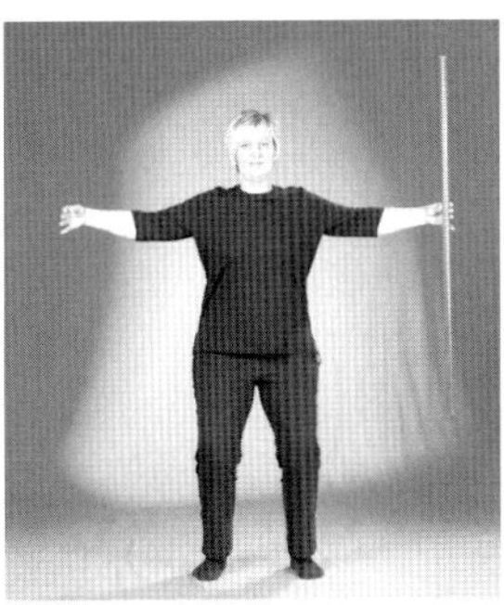

Abb. 49: Grundposition Übung 6

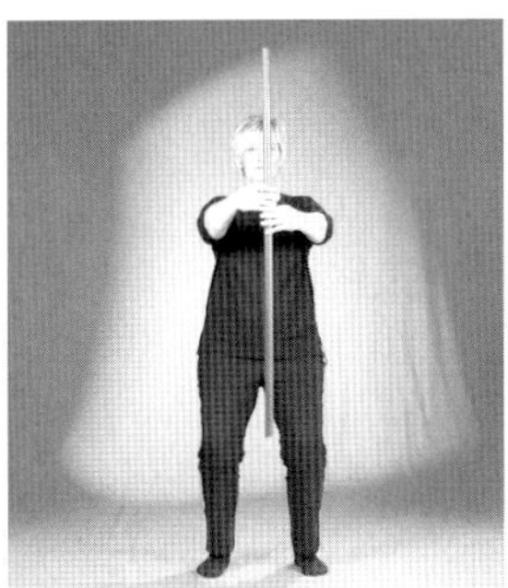

Abb. 50: Mittelposition Übung 6

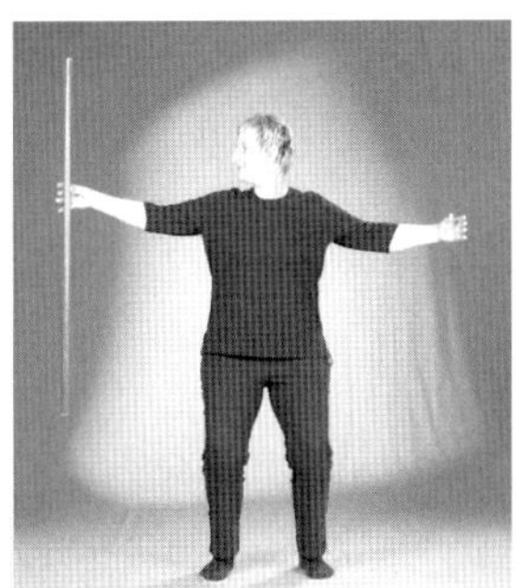

Abb. 51: Die Übung 6 wird erweitert, indem der Blick dem Arm folgt

Abschließende Dehnübungen in der Standposition

1. Rechte Hand fasst den linken Unterarm hinter dem Rücken. Rechter Arm zieht den linken nach rechts und hält. Anschließend wird der Kopf nach rechts geneigt, beides halten, entspannen, dann lösen. Seitenwechsel (siehe Abb. 52).
2. Rechter Arm wird gerade und lang nach vorne ausgestreckt. Linke Hand umfasst die Außenseite des rechten Oberarmes und zieht ihn langsam in Richtung Brust. Halten, entspannen und Seitenwechsel (siehe Abb. 53).

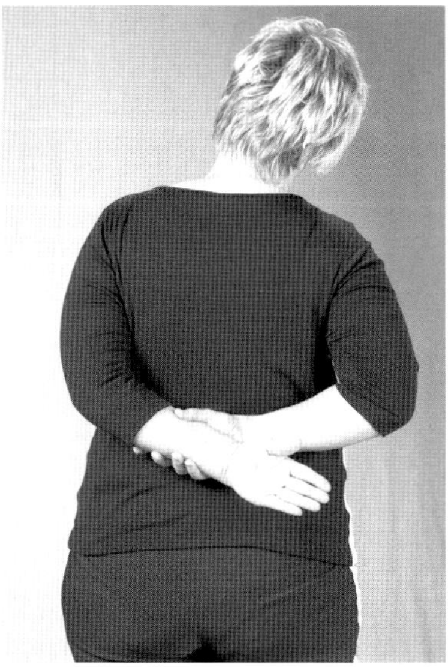

Abb. 52: Die Dehnung halten, entspannen, dann lösen

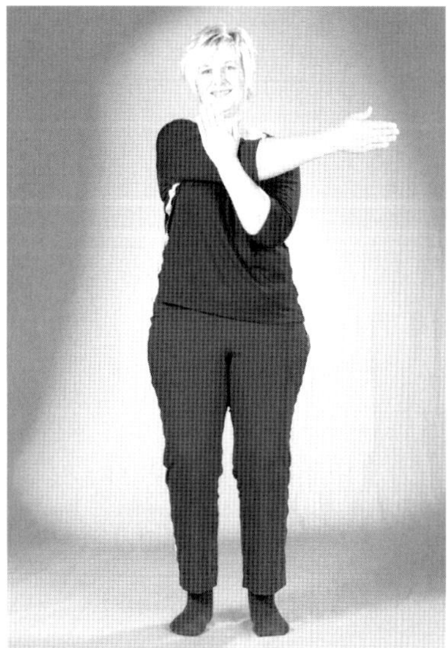

Abb. 53: Achten Sie darauf, dass die gedehnte Schulter nicht nach oben gezogen wird

3. Arme waagerecht nach vorn ausstrecken, Ellbogen bleiben locker, Fingerspitzen zeigen zueinander. Die Hände bei geradem Rücken weit nach vorne schieben (Dehnung des Schultergürtels und des Nackens) (siehe Abb. 54).
4. Hände hinter den Rücken, eine Hand fasst den Unterarm oberhalb des Handgelenkes des anderen Armes, Ellbogen bleiben weich, die Arme bei lockeren Schultern in Richtung Decke schieben und halten (siehe Abb. 55).

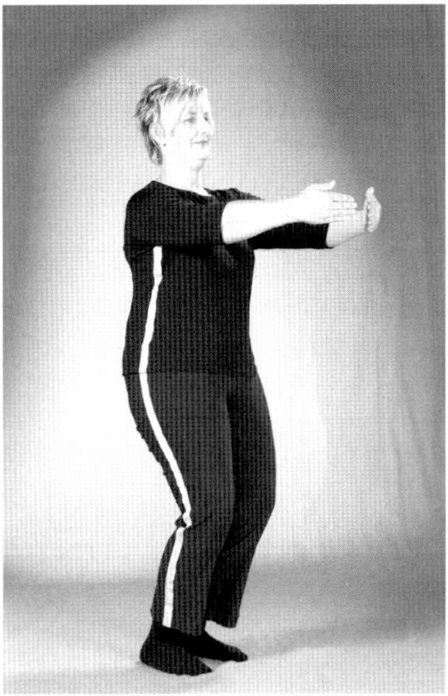

Abb. 54: Stellen Sie sich vor, Sie halten einen großen „Stinkkäse", den Sie weit von Ihrem Körper weg halten

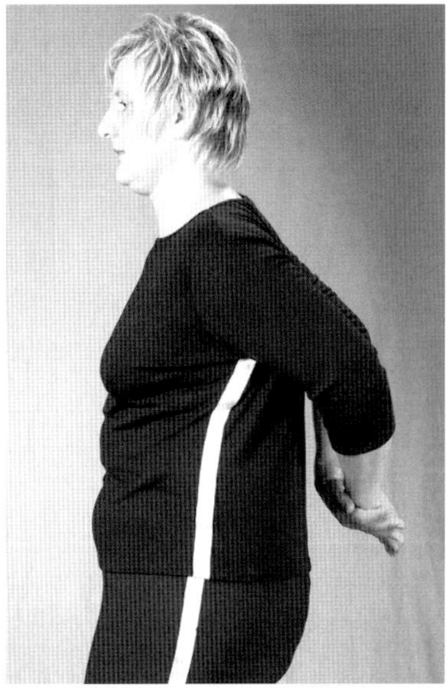

Abb. 55: Achten Sie auch hier auf die „hängenden", entspannten Schultern

Stundenabschluss (stehend): Elemente aus dem Entspannungsworkout (Workout 8)

1. Einatmend die Arme seitlich öffnen, ausatmend schließen, sich selber umarmen (siehe Abb. 87, 88).
2. Einatmend in die Knie gehen und beide Arme hoch über den Kopf heben, ausatmen und die Arme senken.
3. Einatmend einen Arm nach vorne oben über den Kopf heben, den anderen Arm gleichzeitig nach hinten oben führen (siehe Abb. 89).
4. Leichter Grätschstand, einatmend beide Arme über den Kopf heben, Handflächen aufeinander legen und ausatmend die Arme langsam nach unten schieben („Pumpe") (siehe Abb. 90, 91).
5. Arme waagerecht vor dem Körper ausstrecken, Daumenberührung, einatmend die Handflächen nach vorne schieben, ausatmend die Schultern zurückziehen („die Wand nach vorne wegschieben") (siehe Abb. 92, 93).
6. Arme waagerecht seitlich vom Körper wegstrecken, einatmend die Handflächen seitlich wegschieben, ausatmend die Schulterblätter in Richtung Wirbelsäule ziehen („Wände nach außen wegschieben").

Workout 4

Wirbelsäulengymnastik II

Anstrengungsgrad:	1 2 **3** 4 5
Praxis:	Wirbelsäulengymnastik primär für den oberen Rücken, Schultern, Arme
Zusätzliche Medien:	Gegebenenfalls Hocker, Sitzballkissen, großer Gymnastikball, mittelgroßer Ball
Vorab:	Allgemeine Erwärmung, Dehnung, Lockerung ...

Kräftigung der Vorder- und Hinterseite des oberen Rückens, Schultern, Arme

1. Standposition, Füße beckenbreit, Vorderfüße eher leicht nach außen gestellt, weiche Knie, aufgerichtetes Becken, Wirbelsäule gerade, Brustwirbelsäule vorschieben, Schulten nach hinten/unten ziehen und Blick geradeaus

   a) Arme seitlich-waagerecht ausstrecken, Ball in der linken Hand. Linken Arm heben und senken, während der rechte ausgestreckt oben bleibt (siehe Abb. 56, 57)
   - nun den Ball über dem Kopf wechseln

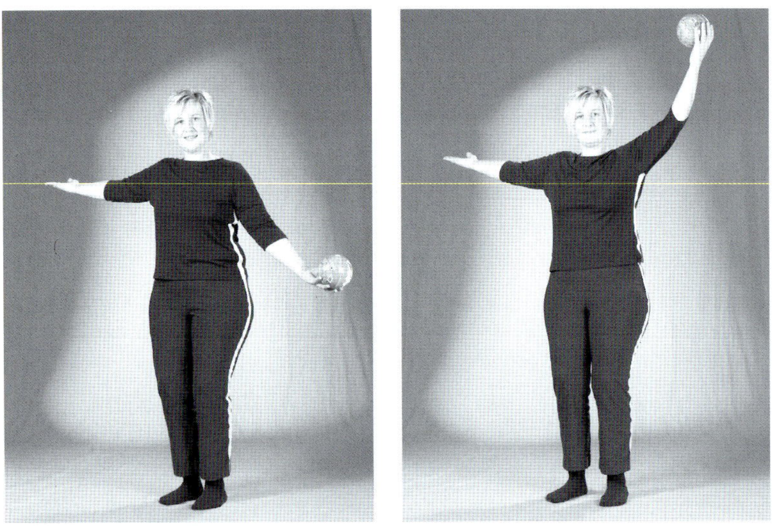

Abb. 56, 57: Bei der Grundposition auf die richtige Haltung achten. Der Arm ohne Ball wird während der Übung ausgestreckt oben gehalten

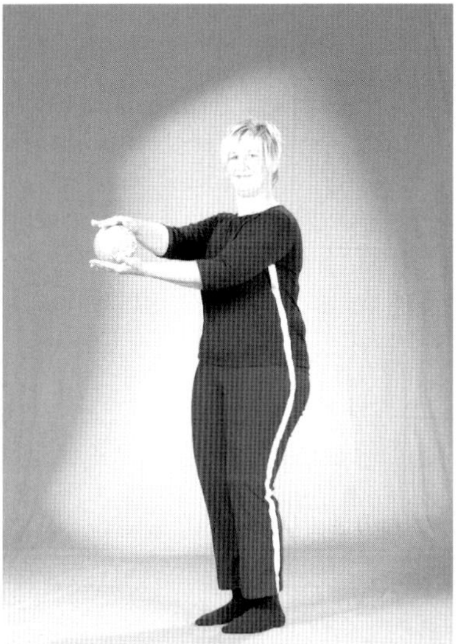

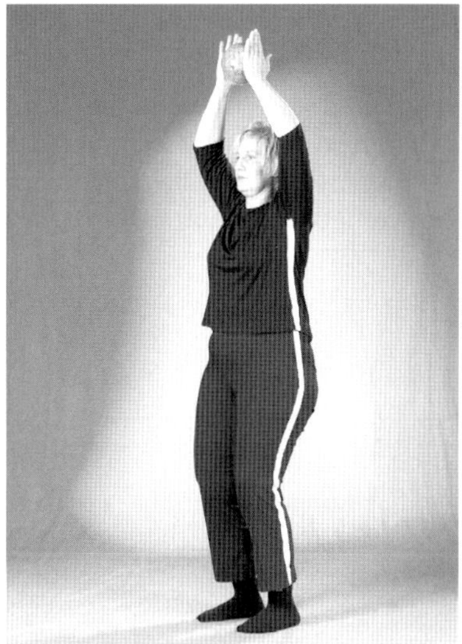

Abb. 58, 59: Zunächst werden die Hände oben und unten an den Ball gelegt. Ab „Überkopfhöhe“ wird der Ball seitlich festgehalten

b) Ball fast „halshoch“ vor den Körper. Hände liegen oben und unten auf dem Ball. Den Ball mit den Händen zusammendrücken (siehe Abb. 58)
   - Hände fassen den Ball, Arme sind unten. Ausatmend den Ball zusammendrücken, lösen und den Ball ein Stück höher nehmen. Gleiches Procedere, bis der Ball über Kopfhöhe gehalten wird (siehe Abb. 59)
   - nach einer Pause die Übung „rückwärts von oben nach unten“ durchführen

c) die letzten beiden Übungen mit dem Ball hinter dem Rücken durchführen (siehe Abb. 60).

Cave: Die Schultern bleiben bei den letzten zwei Übungen unten!

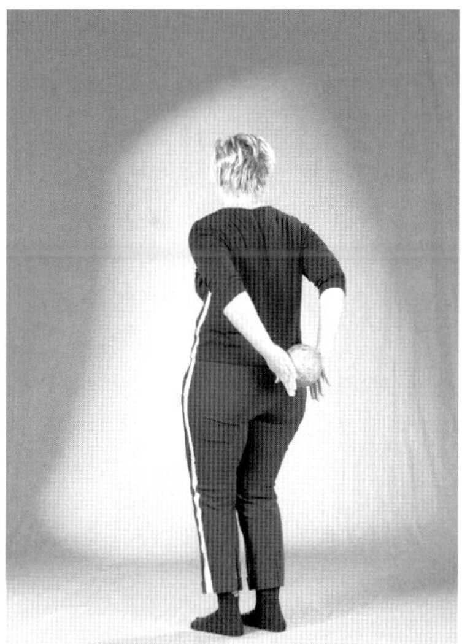

Abb. 60: Die Übungen sollten auch mit dem Ball hinter dem Rücken durchgeführt werden

Bauch- und Rückenübungen mit Partnerin

Cave: Partnerinnenstunden sind sehr zeitintensiv, so dass nicht viele Übungen durchgeführt werden können. Schwerpunkt und Stundenabschluss dementsprechend nur in Ausnahmefällen in Partnerinnenarbeit durchführen. Außerdem berücksichtigen: Nicht jede Gruppe ist zur Interaktion bereit. Vorher abchecken und eventuell vorweg auf diese Stunden hinweisen.

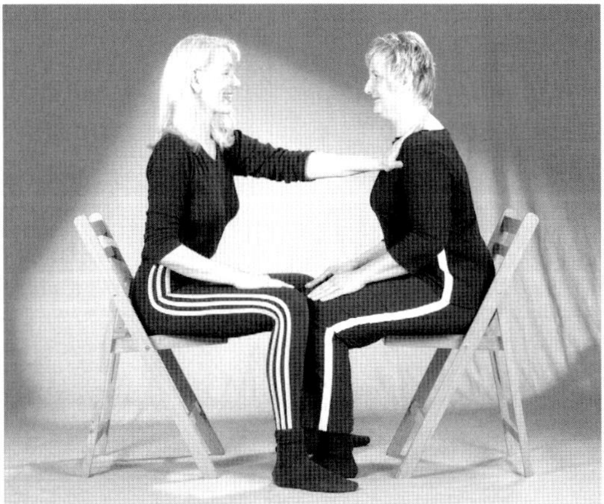

Abb. 61: Endposition Übung 1

1. Sitzende Position. Zwei Frauen sitzen sich gegenüber und schauen sich an.
   - Frau 1 legt ihre linke Hand zwischen Brustmuskel und vorderer rechter Schulter von Frau 2. Ausatmend Beckenbodenspannung aufbauen
   - Frau 1 drückt gegen die Schulter, während Frau 2 gegen die Hand drückt. Seitenwechsel (siehe Abb. 61).

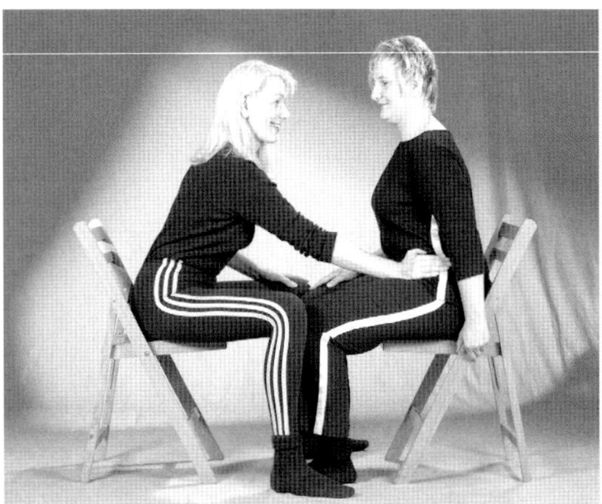

Abb. 62: Endposition Übung 2

2. Gleiche Sitzposition. Frau 1 legt ihre Hand auf den vorderen Beckenkamm von Frau 2
   - mit der gemeinsamen Ausatmung und Beckenbodenspannung gegeneinander drücken. Seitenwechsel, später Partnerinnenwechsel (siehe Abb. 62).
3. Gleiche Übungsausführungen für den hinteren Schulter- und Beckenschaufelbereich, um auch hier eine harmonische Kraftentwicklung herauszuarbeiten
   - Frau 1 legt die linke Hand auf das rechte Schulterblatt von Frau 2. Frau 1 drückt gegen das Schulterblatt während Frau 2 gegen die Hand drückt (siehe Abb. 63).

Abb. 63: Endposition Übung 3

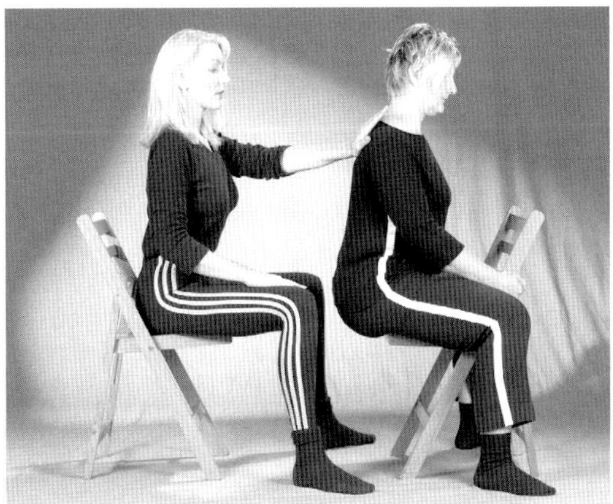

- Frau 1 legt die Hand auf den rechten Beckenkamm von Frau 2. Frau 1 drückt gegen den Beckenkamm während Frau 2 gegen die Hand drückt (siehe Abb. 64).

Abb. 64: Endposition Übung 4

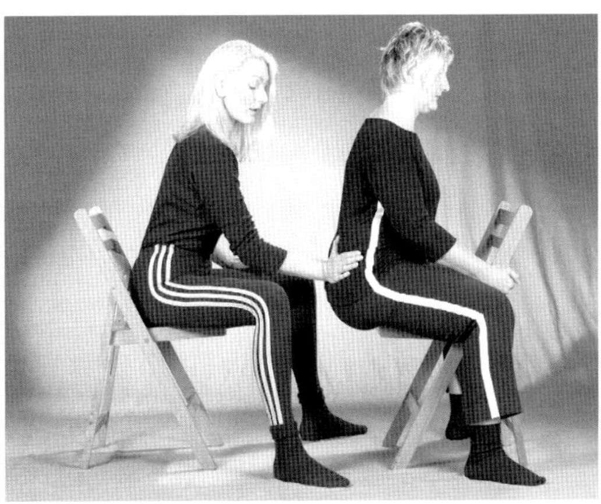

Abschließende Dehnübungen

1. Stand, Hände bei gerader Haltung am unteren Rücken übereinander legen, Ellbogen nicht ganz durchdrücken, Arme leicht nach oben ziehen, wobei die Schultern unten bleiben, auslockern (siehe Abb. 55).
2. Stand, Arme in U-Form, Ellbogen schulterhoch. Arme nach hinten schieben, halten.

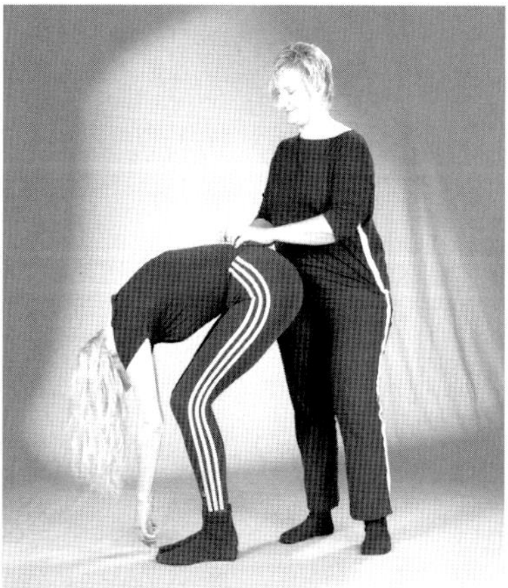

Abb. 65: Nehmen Sie sich zum „Marionetten" genügend Zeit, denn es ist sehr wohltuend und entspannend

Stundenabschluss (stehend, aktiv): Partnerinnenübung „Marionettenziehen"

Stehende Position. Frau 1 legt die Fingerspitzen beider Hände rechts und links neben die Halswirbelsäule und klopft leicht auf die Muskeln. Sie bewegt die Hände auf diese Weise langsam nach unten während Frau 2 langsam entspannt und sich ebenso langsam nach unten abrollt. Danach in umgekehrter Reihenfolge wieder aufrichten (siehe Abb. 65).

Workout 5

Soft-Low-Impact-Aerobic, Floorwork

Da das Thema Aerobic in diesem Buch nicht näher erläutert wird, ist diese Aerobic-Stunde mit sämtlichen Stundenbereichen der Aerobic dargestellt.

Die Zählzeiten für die „Aerobics" (Hauptteil dieses Workouts) liegen bei circa 120 Schlägen pro Minute (BpM). **Cave:** Schwangere und stillende Frauen sollten sich jeweils nur 15 Minuten im aeroben Bereich bewegen!

Leiten Sie den Hauptteil folgendermaßen an: 15 Minuten Aerobic, Reduzierung der Bewegungen (ähnlich wie im Cool-Down), anschließend zweite Aerobicphase.

Achten Sie bei Ihrer Medienauswahl auf gute Qualität, denn sowohl Bälle als auch Sitzballkissen können platzen, Therabänder können reißen. Bitte wählen Sie die Farbe Rot für die Therabänder. Qualitativ hochwertige Artikel bietet die Firma Rumpf. Bezugsquelle im Anhang.

Anstrengungsgrad:	1 2 **3 4** 5
Praxis:	„Soft-Low-Impact-Aerobic", bein- sowie beckenstabilisierende Gymnastikübungen als Partnerinnenarbeit
Zusätzliche Medien:	Gegebenenfalls Hocker, Sitzballkissen oder großer Gymnastikball, Theraband oder „Rubberband"

Erwärmung (Warm-up, circa 15 Minuten)

1. Sitzende Position
   Hände hinter dem Rücken auf den Ball legen, gerade Position spüren (siehe Abb. 66).
2. Ruhige Position
   - Kopfkreise von rechts nach links und umgekehrt (Halbkreise)
   - Kopf bei gerader Haltung nach rechts und links drehen
   - Kopf heben und senken (nicht in den Nacken legen)
   - Kopf nach rechts und links neigen.

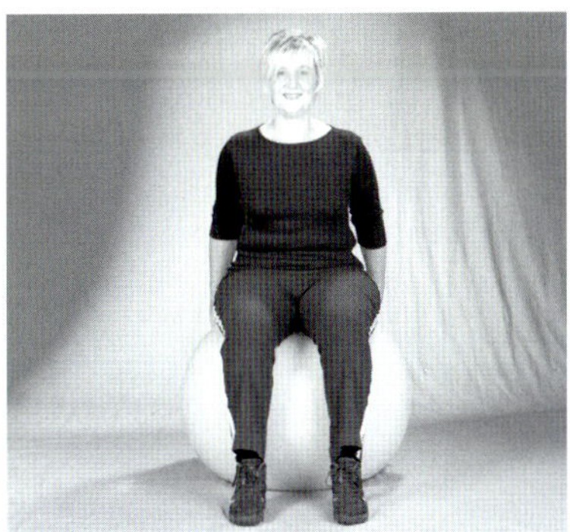

Abb. 66: Achten Sie darauf, dass das Becken aufgerichtet bleibt, die Wirbelsäule gerade ist, die Schultern locker nach hinten/unten gerichtet sind und der Blick geradeaus geht

3. Ruhige Position
   - Schultern gleich- und wechselseitig nach vorne und hinten schieben
   - Schultern gleich- und wechselseitig heben und senken
   - Schultern gleich- und wechselseitig vor und zurückschieben
   - Schultern gleich- und wechselseitig nach hinten kreisen.

4. Ruhige Position
   - Hände auf die Oberschenkel legen, den Rücken runden und wieder aufrichten.

5. Ruhige Position
   - wechselseitig rechte und linke Schulter bei geradem Rücken diagonal zur anderen Seite schieben.

6. Ruhige Position
   - Beckenschaufeln wechselseitig in Richtung Rippenbogen ziehen
   - Becken vorsichtig nach hinten schieben und wieder aufrichten
   - Verbindung der Einzelübungen zu ruhigen Beckenkreisen.

Eingewöhnung der Beinarbeit

1. Gerade Sitzposition
   - 1. Fußposition: Fußkicks vorne (rechtes und linkes Bein im Wechsel nach vorne ausstrecken, Ferse auf den Boden, Vorderfuß in Richtung Schienbein ziehen)
   - 2. Fußposition: Doppelkicks vorne (wie bei vorhergehender Übung, jedoch jetzt den selben Fuß zweimal nach vorne ausstrecken)
   - 3. Fußposition: Fußkicks wechselseitig seitlich, das heißt rechtes und linkes Bein seitlich abstellen. Beachten: Knie bleiben immer über dem Fuß! (siehe Abb. 67)
   - 4. Fußposition: Doppelkicks seitlich (gleich wie 3., jedoch jetzt zweimal das selbe Bein zur Seite abstellen). Beachten: Knie bleiben immer über dem Fuß!

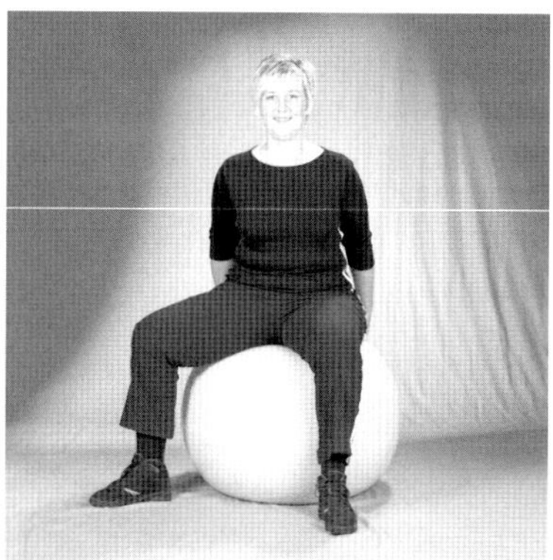

Abb. 67: Die Beinbewegung wird so geführt, dass der Winkel zwischen Unter- und Oberschenkel 90° ist und die Fuß- und Kniegelenke übereinander stehen bleiben. Ansonsten können Knieprobleme auftreten

Alle Übungen acht- bis 16-mal durchführen, gegebenenfalls ein zweites Mal wiederholen (Gesamtzeit circa zwölf bis 15 Minuten), auslockern, den Erwärmungsteil abschließen und dehnen.

Dehnübungen (Pre-Stretch)

Die Füße während der Dehnübungen 1 und 2 leicht in Bewegung halten (Auskühlungsgefahr)

1. Dehnübung für die Beine (Hinterseiten Ober- und Unterschenkel): Gerade Haltung, rechtes Bein mit geflextem Fuß gerade nach vorne ausstrecken, Hände auf Oberschenkel abstützen
   - den geraden Oberkörper nach vorne/unten bewegen, circa zehn bis 15 Sekunden halten, lösen, wiederholen, Seitenwechsel.
2. Dehnübung für den Oberkörper: Hände locker auf die Oberschenkel legen, die Daumen liegen auf der Innenseite
   - Rücken runden, Kopf senken. Diese Dehnung circa zehn bis 15 Sekunden halten, wiederholen und in die Eingewöhnung der Armarbeit zur Beinarbeit (Aerobics, circa 20 bis 30 Minuten) übergehen.
3. Gerade Sitzposition
   - zunächst noch einmal alle Fußbewegungen mit entsprechendem Tempo und nach Möglichkeit ohne Unterbrechung wiederholen
   - anschließend erfolgt die Koordination der Bein- mit der Armarbeit. Hier beginnen Sie zunächst wieder mit der Fußposition. Wenn die Frauen gut im Rhythmus sind, zeigen Sie die entsprechende Armbewegung.
4. Gerade Sitzposition
   - 1. Fußposition: Fußkicks vorne, Arme: Beide Arme waagerecht schulterhoch vor dem Körper ausstrecken und wieder zurückziehen (siehe Abb. 68, 69)

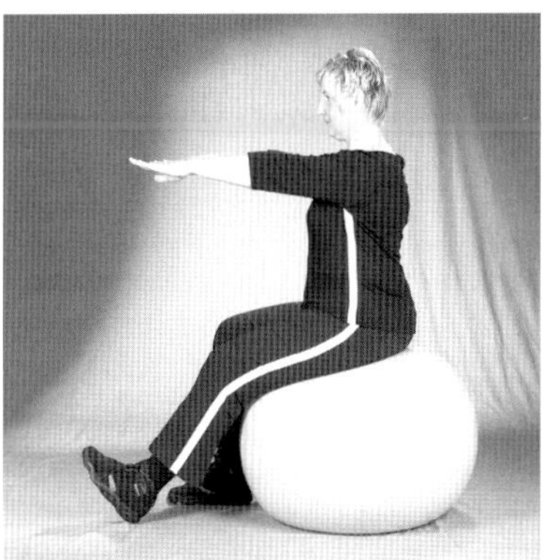
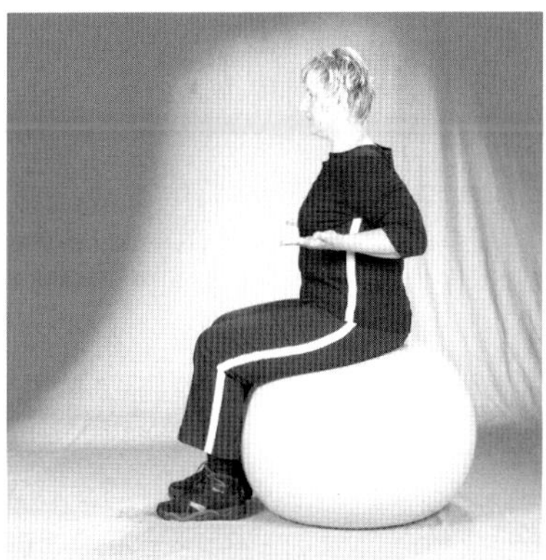

Abb. 68, 69: Für die Grundposition die Arme waagerecht schulterhoch vor dem Körper ausstrecken. Die Handinnenflächen beim Zurückziehen nach oben drehen

- 2. Fußposition: Doppelkicks vorne, Arme: Beide Arme jetzt im „Beinrhythmus“ von unten bis zur Schulterhöhe heben und senken (siehe Abb. 70)
- 3. Fußposition: Fußkicks seitlich, Arme: Den jeweils gleichen Arm waagerecht seitlich ausstrecken
- 4. Fußposition: Fußkicks seitlich, Arme: Wie bei 3., gegebenenfalls den gegengleichen (diagonalen) Arm wegstrecken.

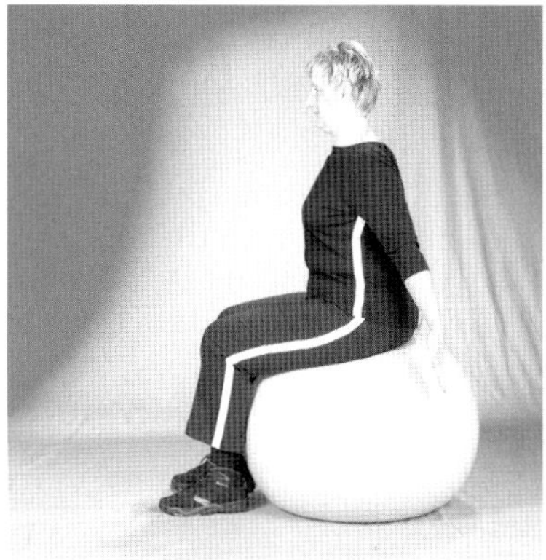

Abb. 70: Die Arme werden im Beinrhythmus zunächst schulterhoch nach vorne und später nach hinten/unten gezogen

Alle Übungen so häufig wiederholen, bis circa 80 Prozent der Teilnehmerinnen die Übungen problemlos mitmachen können, gegebenenfalls ein zweites Mal wiederholen (Gesamtzeit circa 20 bis 30 Minuten), auslockern.

Abkühlphase (Cool-Down, circa 5 Minuten)

Arme hängen lassen, leichte Beckenkreise, auslockern von Armen, Schultern und Beinen, gleichmäßig atmen und kurz zur Ruhe kommen.

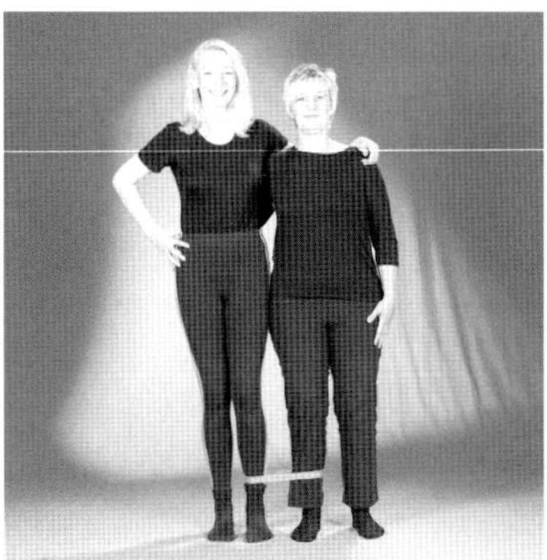

Abb. 71: Bei der Ausgangsposition für die Übungen 1 und 4 darauf achten, dass die Knie in leichter Beugeposition bleiben

Gymnastikteil (Floorwork, circa 5 bis 10 Minuten) in Partnerinnenarbeit

Praxis: Kräftigung der bein- und rumpfstabilisierenden Muskulatur (Oberschenkel, Hüftregion, Bauch und Po)

Medium: Theraband oder „Rubberband“

Ausgangsposition: Gemeinsam in ein doppelt zusammengeknotetes Theraband steigen. Das Band liegt oberhalb der Knöchel, Körper und Becken bleiben während der Übungen stabil und gerade aufgerichtet, Knie bleiben in leichter Beugeposition (siehe Abb. 71).

Alle Übungen in Ruhe vier- bis achtmal durchführen.

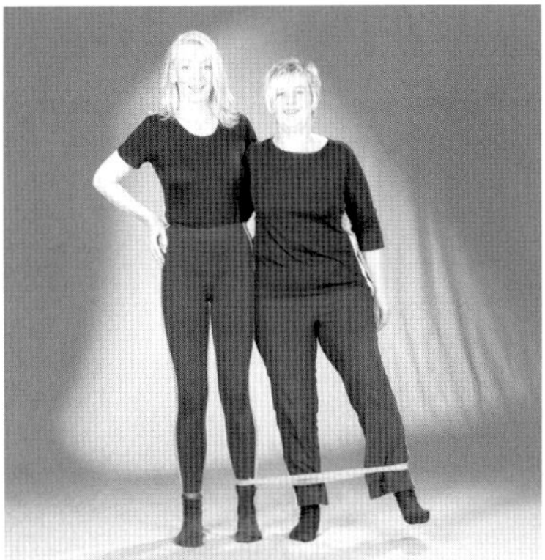

Abb. 72: Endposition Übung 1

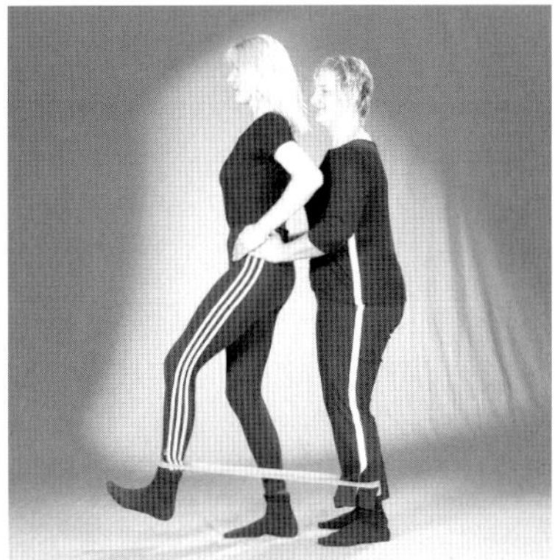

Abb. 73: Endposition Übung 2

1. Gerade nebeneinander stellen, Bandschlaufe liegt an der Außenseite des Unterschenkels
   - Frau 1 zieht das leicht angewinkelte Bein nach außen und wieder heran. Frau 2 bleibt stehen, Wechsel von Beinseite und Frau (siehe Abb. 72).

2. Frau 1 dreht Frau 2 den Rücken zu. Das Band liegt auf der Vorderseite des Unterschenkels
   - Frau 1 zieht das leicht angewinkelte Bein nach vorne und wieder zurück. Frau 2 bleibt stehen, Wechsel von Beinseite und Frau (siehe Abb. 73).
   Die Bandspannung sollte in der „Entspannungsposition“ leicht erhalten bleiben.

3. Die Frauen drehen sich zueinander und halten sich an den Schultern beziehungsweise der Hüfte fest, die Schlaufe liegt auf der Hinterseite, die Knie sind weich
   - Frau 1 zieht das leicht angewinkelte Bein nach hinten und wieder nach vorne. Frau 2 bleibt stehen und hält die Spannung. Wechsel von Beinseite und Frau (siehe Abb. 74).
   Die Bandspannung sollte in der „Entspannungsposition“ leicht erhalten bleiben.

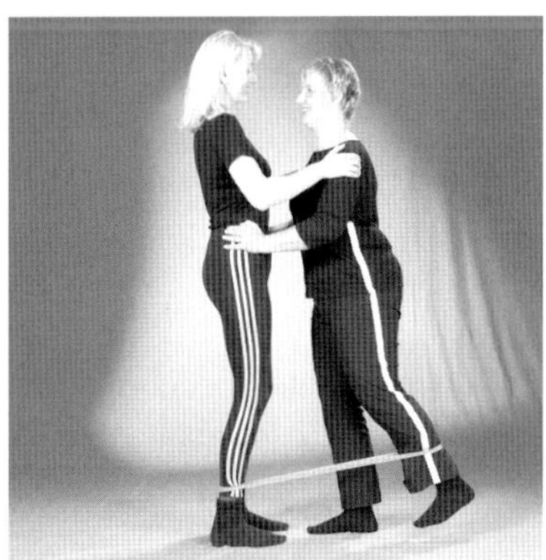

Abb. 74: Endposition Übung 3

4. Die Frauen stehen gerade nebeneinander. Die Schlaufe liegt um die Knöchel der innen stehenden Beine
   - Frau 1 schiebt das innere Bein langsam und geführt nach außen und wieder zurück. Frau 2 bleibt stehen, Wechsel von Beinseite und Frau (siehe Abb. 75).

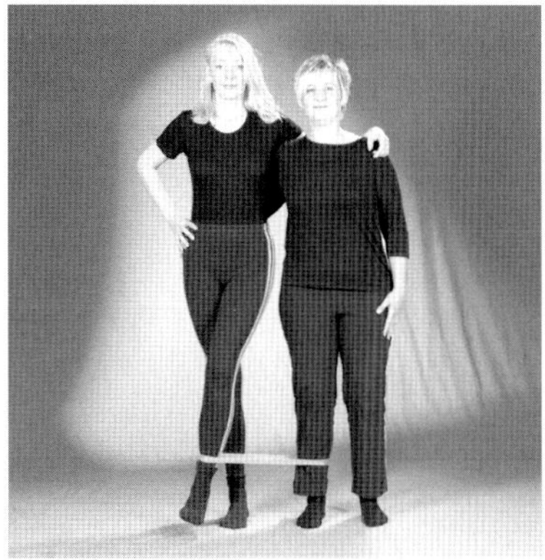

Abb. 75: Endposition Übung 4

Stundenabschluss der Aerobicstunde (Relax)

1. Dehnübung für Oberkörper, Schultergelenk und Schultergürtel, Hals- und Brustwirbelsäule
   - Hände bei gerader Haltung am unteren Rücken übereinander legen, Ellbogen nicht ganz durchdrücken, Arme leicht nach oben ziehen (Schultern bleiben unten), circa zehn bis 15 Sekunden halten, wiederholen, lösen, auslockern (siehe Abb. 55).

2. Dehnübung für Vorderseiten der Oberschenkel, M. iliopsoas, Hüftgelenksregion, unterer Bauchmuskelanteil. Knie-Fußstand, 90°-Winkel mit dem Fuß und Unterschenkel sowie mit dem Unter- und Oberschenkel bilden
   - das hintere Knie so weit wie möglich nach hinten schieben und gegebenenfalls mit einer weichen Unterlage abpolstern, Beckenschaufeln bleiben auf gleicher Höhe, Rücken bleibt gerade, Kopf bildet die Verlängerung der geraden Wirbelsäule. Blick nach vorne/unten. Stellen Sie sich vor, Sie halten jetzt eine Apfelsine zwischen Kinn und Brustbein, mit den Unterarmen auf dem vorderen Oberschenkel abstützen, Dehnung spüren und entspannen, Seitenwechsel (siehe Abb. 26).

3. Dehnübung für Innenseiten der Oberschenkel, Hüftgelenkregion, Leisten, Mm. piriformis, obturatorius internus, iliopsoas, Beckenboden und unterer Rücken.

   Sitz auf dem Boden, Fersen aneinanderlegen, Füße flexen
   - mit den Händen hinter dem Körper abstützen, den geraden Rücken nach vorne beugen und die Dehnung spüren (siehe Abb. 25).

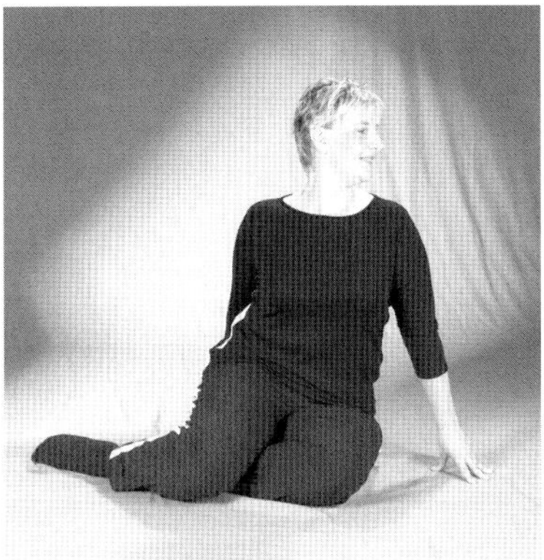

Abb. 76: Wichtig ist, dass Sie bei der Endposition der Dehnübung 4 die Brustwirbelsäule weit nach vorne schieben

4. Dehnübung für Außenseiten der Oberschenkel, Hüftgelenksregion und unteren Rücken.

   Sitz auf dem Boden, Fersen aneinanderlegen, Beine aufgestellt
   - beide Beine langsam zur linken Seite ablegen, Kopf nach rechts drehen, entspannende Dehnung spüren, Seitenwechsel (siehe Abb. 76).

Workout 6

Po-Bauch-Beine

Anstrengungsgrad: 1 2 **3 4** 5

Praxis: Training von Taillenumgebung, Bauch, Po, Oberschenkelvorder- und rückseiten als Partnerinnenstunde

Vorab: Allgemeine Erwärmung, Dehnung, Lockerung ...

Oberschenkelvorder- und -rückseiten

1. Standposition, Frau 1 steht zum Beispiel an eine Wand gelehnt und zieht ein angewinkeltes Bein „hüftgelenkshoch“ (siehe Abb. 77)
   - Frau 2 drückt das erhobene Bein nach unten, während Frau 1 Gegendruck mit diesem Bein gibt. Beinwechsel
   - Frau 1 drückt das Bein nach unten, Frau 2 hält die Oberschenkelrückseite fest (siehe Abb. 78).

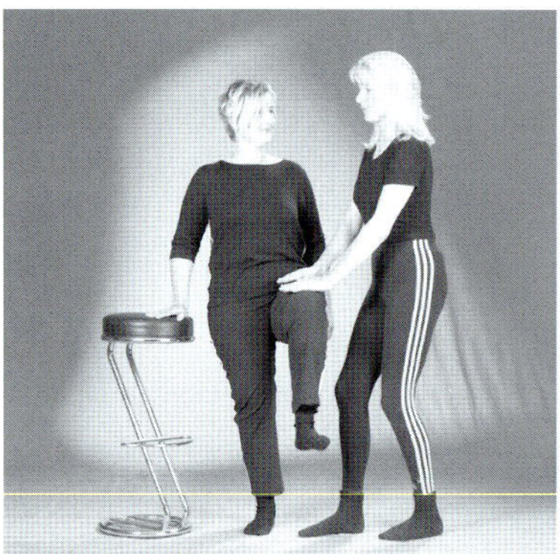

Abb. 77: Die Hand wird gegen den Oberschenkel gedrückt und umgekehrt

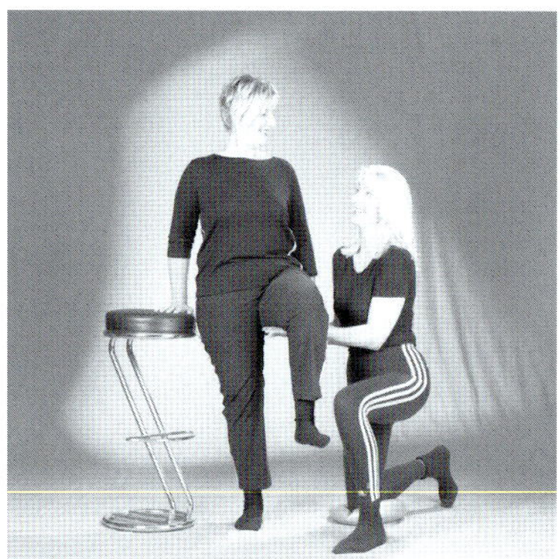

Abb. 78: Während die eine Frau den Oberschenkel nach unten drückt, sollte die zweite Frau dieser Kraft mit geradem Rücken, guter Beinposition und abgepolstertem Knie standhalten

2. Frau 1 stützt sich mit den Händen ab, leichte Schrittstellung, weiche Knie. Sie winkelt ein Bein im 90°-Winkel an. Zweite Frau legt ihre Hände auf die Fußsohle

- Frau 1 versucht, den Fuß nach hinten (später nach oben) zu schieben, während Frau 2 diesem Druck standhält (siehe Abb. 79).

Vorsicht: Muskeln der Oberschenkelhinterseite sind sehr krampfanfällig. Besonderen Hinweis darauf geben!

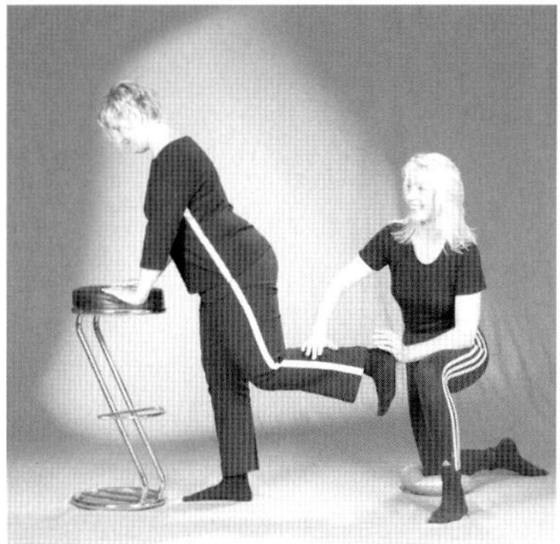

Abb. 79: Endposition der Übung

Oberschenkelinnen- und außenseiten, Po (ein bisschen Bauch) und Beckenboden

1. Frauen sitzen sich gegenüber, Frau 1 stellt ihre Oberschenkel zwischen die Oberschenkel von Frau 2
   - beide Frauen geben Druck gegen die Beine der anderen, Seitenwechsel
   - die Frau, die ihre Beine nach außen schiebt, stellt ihre Füße auf die Fersen, drückt damit fest in den Boden, spannt den Schließmuskelbereich (hinterer Beckenboden) und gleichzeitig die Pomuskulatur an. Die Frau, die ihre Beine nach innen schiebt, stellt die Füße auf die Fußspitzen und drückt fest die Knie zusammen.

Cave: Bei diesen Übungen kann der Beckenboden- und „Helferbereich" sehr gut integriert werden. Unbedingt Hinweis auf Atmung geben.

Abschließende Dehnübungen für den Bein-, Bauch- und Beckenbereich

1. Standposition. Leicht in die Knie gehen, Hände auf Oberschenkel, rechten Fuß vor (Knie bleibt an Knie), Fuß flexen. Oberkörper gerade und so weit wie möglich nach vorne neigen, Seitenwechsel.
2. „Gerader Ausfallschritt".
3. Füße voreinander kreuzen und den Körper leicht diagonal zur anderen Seite neigen.

Stundenabschluss (stehend, ruhig, eher passiv)

„Freistehender Yogabaum": In den Einbeinstand gehen, die Fußsohle des angezogenen Beines auf die Innenseite des Oberschenkels des stehenden Beines legen. Balance herstellen und halten. Wenn es geht, beide Arme über den Kopf ausstrecken und die Handaußenseiten aneinander legen. Entspannen, ruhig atmen, Balance halten, eventuell Augen schließen.

Dehnt auch Anteile der Beckenboden- und Adduktorenmuskulatur.

Workout 7

Soft-Low-Impact-Aerobic

Anstrengungsgrad:	1 2 **3 4** 5
Praxis:	Soft-Low-Impact-Aerobic und Kräftigung der Arme, Schultern, des Rückens und der Brustumgebung
Zusätzliche Medien:	Gegebenenfalls Hocker, Sitzballkissen oder großer Gymnastikball, Theraband
Hinweis:	Die Frauen freuen sich sicherlich, wenn Sie die Ball-Aerobic aus dem Workout 5 noch einmal wiederholen. An dieser Stelle wird ausschließlich auf den Gymnastikteil (Floorwork) eingegangen.

Gymnastikteil (Floorwork, circa 5 bis 10 Minuten)

1. Sitzende Position, aufgerichteter Rücken. Das Theraband ist halbiert zusammengeknotet, Arme in U-Form, das Band liegt um die Hände
   - mit der Einatmung beide Arme gleichzeitig nach oben ausstrecken (Ellbogen nicht durchdrücken) (siehe Abb. 80)
   - mit der Ausatmung die Arme angewinkelt wechselseitig vor- und hinter den Körper absenken. Beim Absenken in den Rücken die Ellbogen in Richtung Wirbelsäule ziehen (siehe Abb. 81, 82).

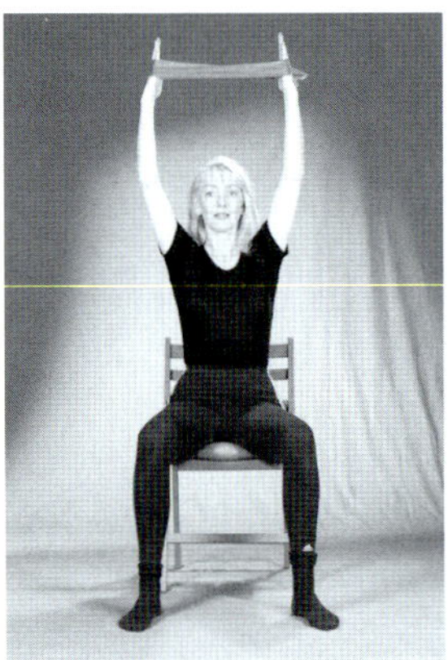

Abb. 80: Achten Sie darauf, dass die Ellbogen nicht ganz durchgedrückt sind und die ausgestreckten Hände die Verlängerung des geraden Unterarmes darstellen

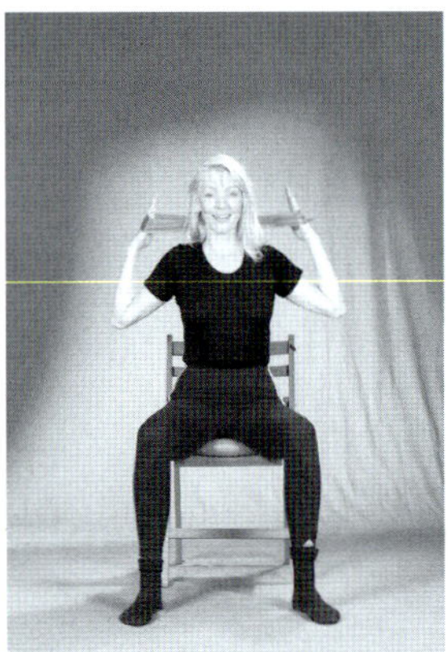

Abb. 81: Beim Herunterschieben der Ellbogen in Richtung Rücken bleibt der Kopf gerade, er wird nicht nach vorne geschoben

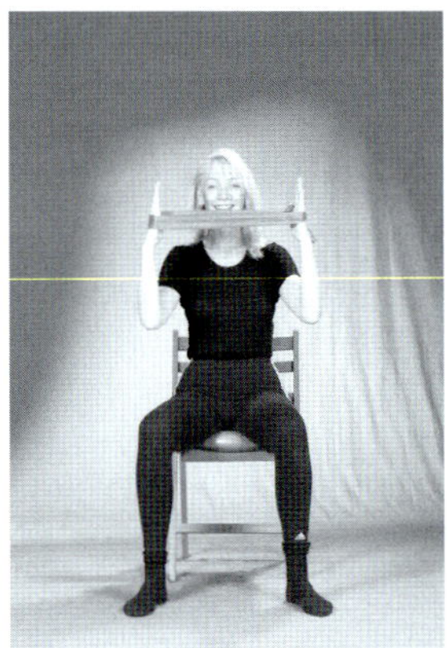

Abb. 82: Werden die Arme nach vorne/unten gezogen, so sollte auch hierbei die Bandspannung leicht erhalten und der Rücken gerade bleiben

2. Sitzende Position, aufgerichteter Rücken. Das halbierte Band noch mal halbieren und mit den Händen überkreuzt in die Bandschlaufen gehen. Halten Sie Ihre Hände etwa in Brusthöhe (siehe Abb. 83)
   - mit der Ausatmung die Hände seitlich weg schieben, das heißt die rechte Hand wird nach links vorne geschoben, die linke Hand nach rechts (siehe Abb. 84)
   - mit der Einatmung das Band leicht entspannen.

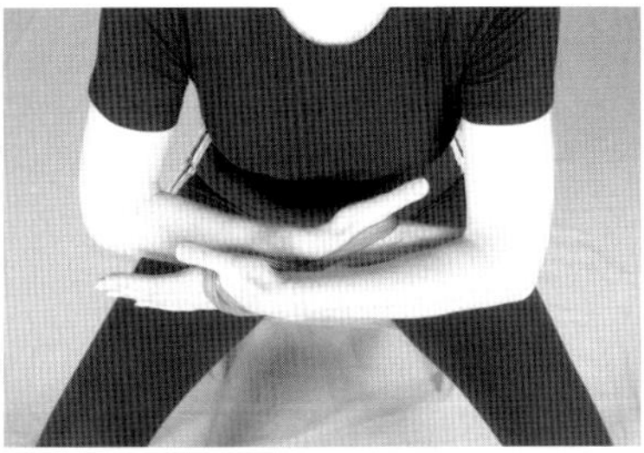

Abb. 83: Die Ellbogen können noch etwas weiter nach oben genommen werden, maximal jedoch nur bis zur Schulterhöhe. Die Handgelenke bleiben gerade

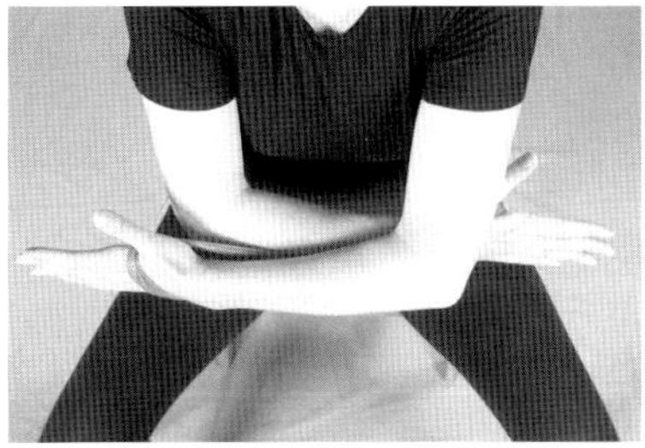

Abb. 84: Bei der Endposition spüren Sie deutlich die Anspannung der brust- und schulterumgebenden Muskulatur

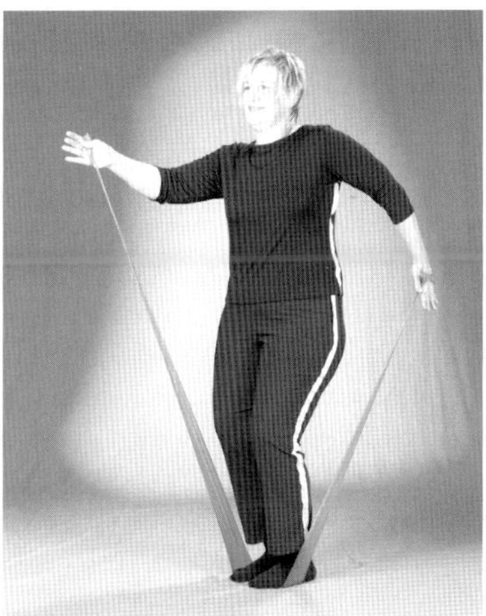

Abb. 85: Aktivierung der gesamten körperstabilisierenden Muskeln. Wird der Beckenboden beim Aufrichten kurz mit angespannt, aktivieren Sie zusätzlich seine kurzkontrahierenden Fast-Twitch-Fasern

3. Sie stellen sich mittig auf das Theraband, umwickeln die Hände mit dem Band
   - im Atemrhythmus die fast komplett ausgestreckten Arme heben und senken wie eine Langläuferin. Knie bewegen sich im Rhythmus weich mit, Rücken gerade. Auch gute Beckenbodenstimulation (siehe Abb. 85).

4. Sie wickeln das Band noch einmal um die Hände, gehen tief in die Knie und ziehen die Unterarme beim Hochkommen an die Oberarme (auch gute Poübung), Rücken gerade halten (siehe Abb. 86).

Diese Übung vier- bis achtmal durchführen, eventuell wiederholen und auslockern.

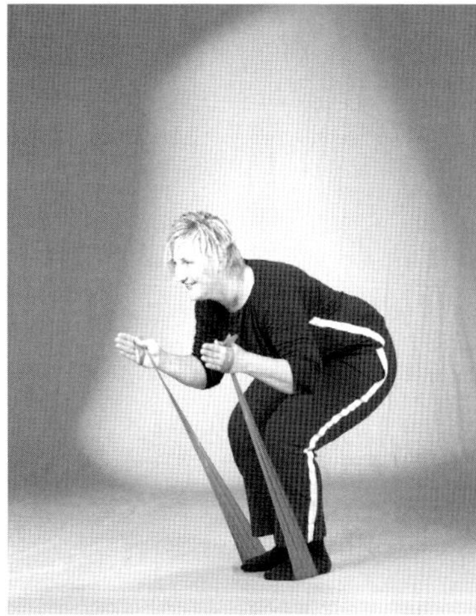

Abb. 86: Auch mit der Übung 4 aktivieren Sie sämtliche Muskelbereiche, die Sie mit der Übung 3 erreichen

Dehnübungen (aus Workout 4/ Aufbaukurs)

1. Stand, Hände bei gerader Haltung am unteren Rücken übereinander legen, Ellbogen nicht ganz durchdrücken, Arme leicht nach oben ziehen, wobei die Schultern unten bleiben, auslockern.
2. Stand, Arme in U-Form, Ellbogen schulterhoch. Arme nach hinten schieben, halten.

Stundenabschluss

Vorschlag: „Körperhinterseitenmassage" mit dem großen Gymnastikball in Partnerinnenarbeit. Eine Frau liegt auf dem Bauch und die andere lässt den Ball kreisend über den Köper rollen.

Workout 8

Relax I: Entspannungsworkout mit Stretching- und Thai-Chi-Elementen

Schwerpunkt: Ganzkörperarbeit durch Spannung, Entspannung, Bewegung und Atmung

Wichtig ist die ruhige, sanfte und zügige Durchführung der Übungsabfolgen. Auf die Konzentration und „in sich hineinhorchen und hineinfühlen" hinweisen, so dass die freiwerdenden und strömenden Energien gespürt werden können.

Erwärmungsteil (stehend)

Bitte lassen Sie Ihrer Kreativität freien Lauf und denken sich immer wieder schöne, neue Dinge aus ...

Hauptteil (stehend)

1. Einatmend die Arme seitlich öffnen, ausatmend schließen, sich selber umarmen (siehe Abb. 87, 88).
2. Einatmend in die Knie gehen und beide Arme hoch über den Kopf heben, ausatmen und die Arme senken.

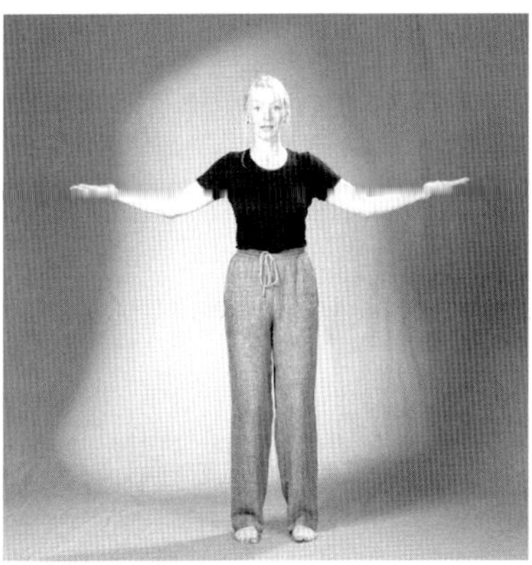
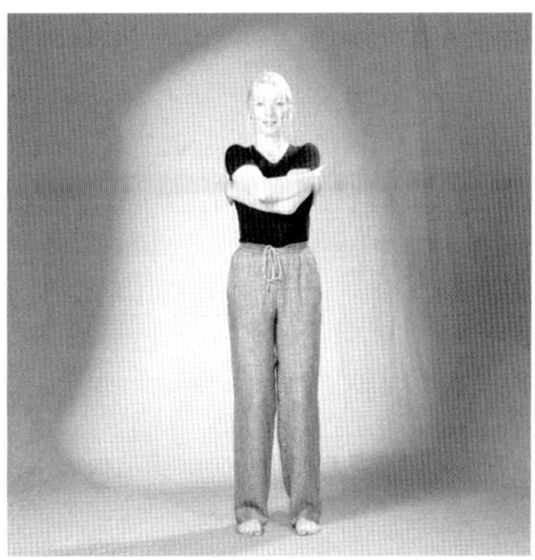

Abb. 87, 88: Bleiben Sie weich in den Knien und halten Sie den Rücken gerade. Mit der gleichzeitigen Ausatmung runden Sie die Bewegung positiv ab

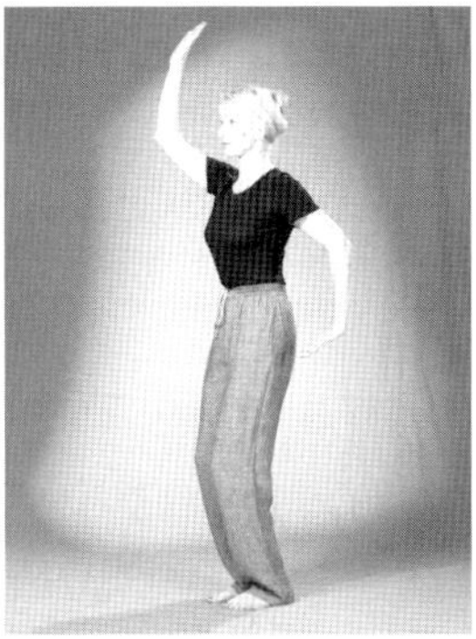

Abb. 89: Koordinieren Sie die Atmung mit der Bewegung, um den gewünschten Entspannungseffekt zu erreichen

3. Einatmend einen Arm nach vorne oben über den Kopf heben, den anderen Arm gleichzeitig nach hinten oben führen. Ausatmend Armwechsel (siehe Abb. 89).
4. Leichter Grätschstand, einatmend beide Arme über den Kopf heben, Handflächen aufeinander legen und ausatmend die Arme langsam nach unten schieben („Pumpe") (siehe Abb. 90, 91).
5. Arme waagerecht vor dem Körper ausstrecken, Daumenberührung, einatmend die Handflächen nach vorne schieben, ausatmend die Schultern zurückziehen („die Wand nach vorne wegschieben") (siehe Abb. 92, 93).

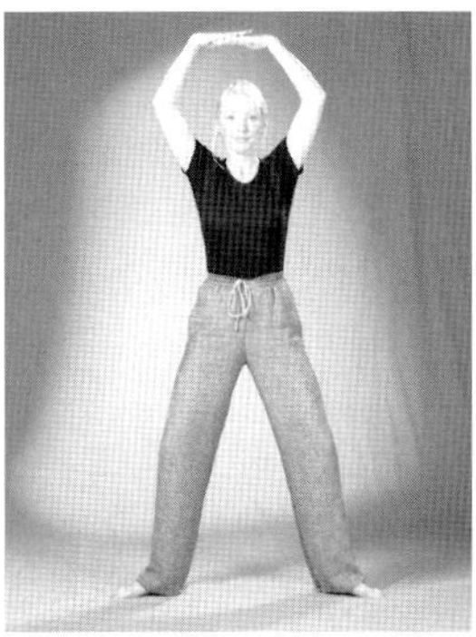

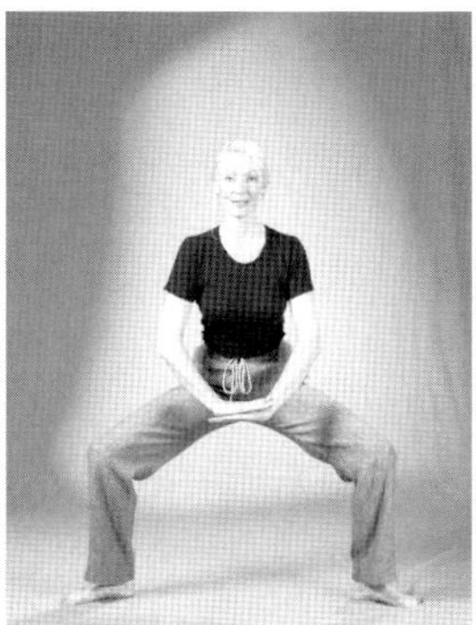

Abb. 90, 91: Bleiben Sie weich in den Knien, halten Sie den Rücken gerade und atmen Sie ein. Mit der Ausatmung schieben Sie die Hände mit viel Kraft und geradem Rücken nach unten, so als wollten Sie eine „schwer zu bedienende Pumpe" herunterdrücken

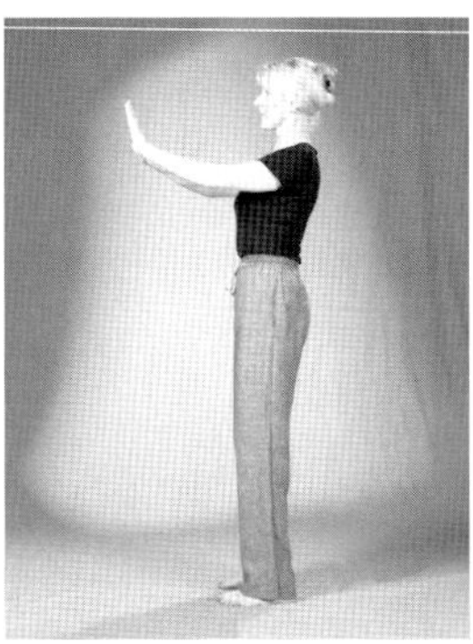

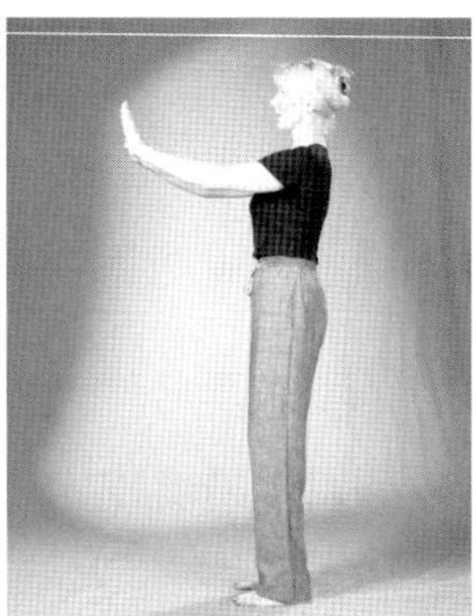

Abb. 92, 93: Die Arme waagerecht und fast schulterhoch nach vorne ausstrecken. Die Schulterblätter wechselnd zunächst in Richtung Wirbelsäule zusammenziehen, später die Schulterblätter nach vorne schieben!

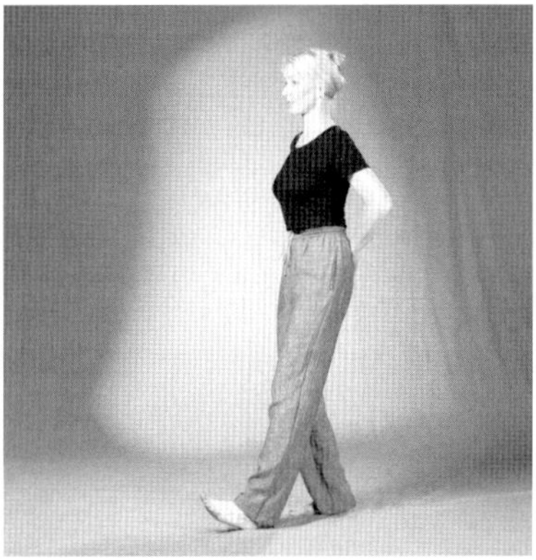

Abb. 94: Ausgangs- und Endposition für die Grundübung der Beine

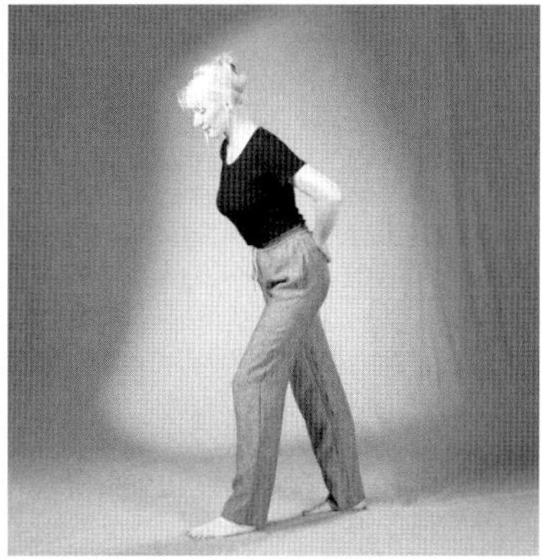

Abb. 95: Mittelposition für die Grundübungen

6. Arme waagerecht seitlich vom Körper wegstrecken, einatmend die Handflächen seitlich wegschieben, ausatmend die Schulterblätter in Richtung Wirbelsäule ziehen („die Wände seitlich nach außen wegschieben").

7. Ausgangsposition: Schrittstellung nach vorne, linkes Bein vor, rechtes Bein leicht einknicken, linken Fuß flexen, Hände in die Taille legen (siehe Abb. 94).

   Grundübung der Beine:
   - den linken Fuß aufstellen, den geraden Oberkörper leicht nach vorne neigen und das Körpergewicht nach vorne verlagern. Hinteres Knie wird fast durchgedrückt (siehe Abb. 95)
   - den geraden Oberkörper in die Ausgangsposition zurückbringen, das Körpergewicht auf das hintere Bein zurückverlagern, Knie weich einknicken und den vorderen linken Fuß wieder flexen.

Aufbauübung mit den Armen:
Linke Hand bleibt auf der Hüfte liegen, Beine in Ausgangsposition

- den rechten Arm mit weichem Ellbogen waggerecht weit nach rechts hinten bewegen, Blick folgt (siehe Abb. 96)
- den rechten Arm langsam waagerecht nach vorne führen, dabei gleichzeitig das Gewicht auf den linken Fuß nach vorne verlagern, hinteres Knie wird fast durchgedrückt: Erster Halbkreis! Blick geht zu Boden, sobald der Arm vor dem Körper ist (siehe Abb. 97).
- der rechte Arm führt den zweiten Halbkreis durch, gleichzeitig Veränderung der Beinposition: das Körpergewicht auf das hintere Bein zurückverlagern, Knie weich einknicken und den vorderen linken Fuß wieder flexen: Zweiter Halbkreis, erhobenes Haupt (siehe Abb. 98).

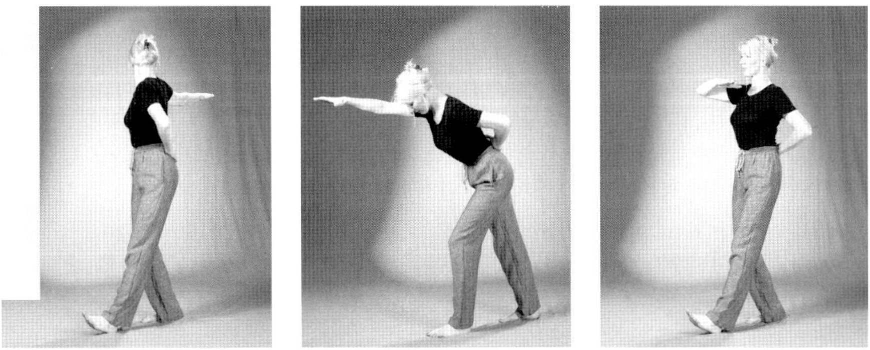

Abb. 96, 97, 98: Aufbauübung mit den Armen

Aufbauübung mit der Atmung und beiden Armen:

- einatmen und beide Arme mit weichem Ellbogen waggerecht weit nach rechts hinten bewegen, Blick folgt (siehe Abb. 99)

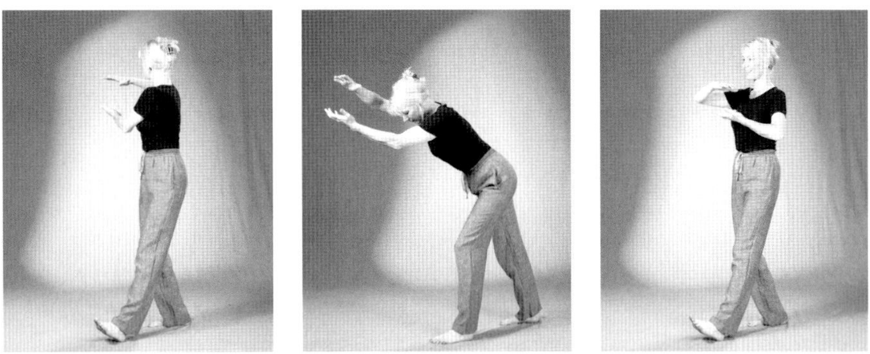

Abb. 99, 100, 101: Aufbauübung mit der Atmung und beiden Armen

- ausatmen und beide Arme langsam waagerecht nach vorne führen, dabei gleichzeitig das Gewicht auf den linken Fuß nach vorne verlagern, hinteres Knie wird fast durchgedrückt: Erster Halbkreis! Blick geht zu Boden, sobald die Arme vor dem Körper sind (siehe Abb. 100). Die Arme führen den zweiten Halbkreis durch, gleichzeitig Veränderung der Beinposition: Das Körpergewicht auf das hintere Bein zurückverlagern, Knie weich einknicken und den vorderen linken Fuß wieder flexen: Zweiter Halbkreis, erhobenes Haupt (siehe Abb. 101).

8. Falls die Zeit ausreicht: Arme hängen locker am Körper, weiche Knie
   - rechtes Knie „hüftgelenkshoch" ziehen und mit dem Bein kleine und größere Kreise im Uhrzeigersinn (aus dem Knie- und Hüftgelenk) durchführen
   - das Bein hüfthoch seitlich öffnen und wieder in die Ausgangsposition zurückbringen.

Stundenabschluss (stehend, flott, motivierend)

Partnerinnenübung „Ballgehen": Jeweils zwei Frauen nehmen einen Ball zwischen ihre Bäuche und gehen durch den Raum.

Workout 9

Wiederholung Beckenbodengymnastik

Anstrengungsgrad:	1 2 **3 4** 5
Praxis:	Wiederholung verschiedener Beckenbodenübungen
Vorab:	Allgemeine Erwärmung, Dehnung, Lockerung ...

Beckenbodenisolation ohne Synergisten

1. Seiten- oder Rückenlage, entspannen und ruhig mehrere Male ein- und ausatmen. Auf den Zusammenhang von Atmung und Beckenbodenbewegung hinweisen und spüren lassen.

   Bei jeder Übung die Spannung gegebenenfalls durch den Händedruck spüren lassen
   - den vorderen Beckenboden (Blasen- und Scheidenregion) wenig und leicht anspannen und lösen.

   Weitere Muskeln bleiben völlig entspannt (auch der hintere Beckenboden).
   - die rechte und linke Beckenbodenseite vorsichtig anspannen und lösen
   - den hinteren Beckenboden („Schließmuskel des Darmes") leicht anspannen und lösen
   - den gesamten Beckenboden (Blase, Scheide und Schließmuskel des Darmes) leicht anspannen und lösen.

Beckenbodenisolation mit Synergisten

1. Sitzende Position. Hände, Kissen oder Ball zwischen die Knie, Rücken gerade
   - ausatmend den Oberkörper gerade nach vorne schieben, vorderen Beckenboden spannen, die Knie zusammendrücken, Bauchmuskeln spannen und Fersen heben, einatmen und entspannen und den Oberkörper in die Mittelposition bringen.
2. Gleiche Position, Hände nun hinter dem Rücken abstellen
   - mit dem Ausatmen den Rücken leicht nach hinten bewegen, den hinteren Beckenboden anspannen und gleichzeitig die Knie öffnen, die Gesäßmuskulatur spannen, Vorderfüße heben, Fersen in den Boden drücken.
3. Gleiche Position, „Beckenbodenschaukel": Die Hände auf die Oberschenkel legen

- ausatmend Oberkörper nach vorne bewegen, vorderen Beckenboden mit Oberschenkel- und Bauchmuskulatur anspannen, Füße auf Fußspitzen stellen, Knie gegeneinander drücken
- einatmend in die Mitte zurückkommen
- ausatmend Rücken leicht nach hinten bewegen, hinteren Beckenboden und Po anspannen, Knie öffnen und Füße auf Fersen stellen.

4. Gleiche Position, „Beckenpendel“: Hände in die Taille legen
   - ausatmend wechselseitig die rechte/linke Beckenboden-Hälfte anspannen und gleichzeitig die jeweilige Hüftseite zum Rippenbogen ziehen, einatmen und zurück.

5. Gleiche Position, Hände auf die Oberschenkel legen (alternativ: Kissen oder Ball)
   - bei aufgerichtetem Rücken „die eigene Mitte finden“, ausatmen und den gesamten Beckenboden, Oberschenkel, Bauch, Gesäß anspannen.

6. Gleiche Position, „Große Beckenkreise“ mit Beckenbodeneinsatz
   - ruhige Atmung, langsam die Wirbelsäule nach vorne bewegen, vorderen Beckenboden anspannen, die rechte Beckenschaufel heben und rechten Beckenboden anspannen, Rücken nach hinten bewegen und hinteren Beckenboden sowie die Pomuskeln spannen. Fersen fest in den Boden stemmen und Knie öffnen, die linke Beckenschaufel bei linksseitiger Beckenbodenspannung heben (beide Richtungen).

Aufbauende Beckenbodenübungen

1. Rückenlage, Becken- und Beckenbodengrundspannung aufbauen (Lendenwirbelsäule unten)
   - Vorderfüße heben, Körper in die Schräge heben, ausatmend hinteren Beckenboden anspannen, Knie so weit wie möglich öffnen, einatmen und Knie in die Grundposition, ausatmend vorderen Beckenboden anspannen und die Knie gegeneinander drücken
   - Fersen heben, Körper in die Schräge heben, ausatmend vorderen Beckenboden anspannen, Knie gegeneinander drücken.

Integration der schräg und querverlaufenden Bauch- und der unteren Rückenmuskulatur über die Diagonale, wobei der Kopf angehoben wird (Aufbauübungen)

1. Rückenlage, aufgestellte Beine, Fußspitzen heben, Fersen und Lendenwirbelsäule in den Boden drücken, das Becken in die Schräge heben
   - ausatmend das rechte Bein senkrecht, dann den Kopf heben und die linke Hand unter Beckenbodenspannung gegen die Außenseite des rechten Oberschenkels drücken (dynamisch, statisch), Bein gibt Gegendruck, Seitenwechsel

- die linke Hand unter Beckenbodenspannung gegen die Innenseite des rechten Oberschenkels drücken (dynamisch, statisch), Bein gibt Gegendruck, Seitenwechsel
- die linke Hand unter Beckenbodenspannung gegen die Vorderseite des rechten Oberschenkels drücken (dynamisch, statisch), Bein gibt Gegendruck und kann zu 90° angewinkelt werden. Seitenwechsel
- die linke Hand unter Beckenbodenspannung gegen die Hinterseite des rechten Oberschenkels drücken (dynamisch, statisch), Bein gibt Gegendruck, Seitenwechsel.

Abschließende Dehnübungen

1. Rechte Seitenlage, den Oberkörper jetzt „auf den Rücken legen" und rechten Arm seitlich und schulterhoch ausstrecken. Blick nach links, Seitenwechsel.

2. Rückenlage, rechtes Bein lang ausgestreckt, linkes Bein steht aufrecht. Das linke Bein langsam zur linken Seite ablegen und Bauch-, Beckenboden-, Hüftgelenks- und Adduktorendehnung spüren lassen, Seitenwechsel.

3. Knie- Fußstand
   - Schritt 1: Vorderes Knie steht über dem Fußgelenk, Becken und Rücken sind aufgerichtet, hinteres Bein so weit nach hinten schieben, so lange die Beckenschaufel stabil auf gleicher Höhe der anderen gehalten werden kann
   - Schritt 2: Das Körpergewicht nach hinten verlagern, vorderes Bein streckt sich, vorderen Fuß flexen, die Hände bei geradem Rücken auf dem Boden abstützen.

Stundenabschluss

Vorschlag: Massage mit großen Gymnastikbällen oder kleineren Bällen.

Workout 10

Entspannungsworkout mit passiver Ganzkörperentspannung und positiver Suggestion

Schwerpunkt:	Passive Ganzkörperentspannung (Tiefenentspannung, positive Suggestion)
Phantasiereise:	Relaxation mit imaginären Elementen aus der Farb- und Aromatherapie
Cave:	Für diese Einheit benötigen Sie circa eine halbe Stunde. Sorgen Sie für ein adäquates Ambiente und führen Sie diese Stunde nur dann durch, wenn Sie sich mental in der Lage dazu fühlen!
Voraussetzungen:	Ruhiger und warmer Raum, Hinweis auf mögliche Geräusche, diese jedoch „kommen und gehen lassen", genauso wie die Gedanken, Wärme, Musik, die nicht irritiert oder ablenkt, gegebenenfalls Decke. Hinweis darauf, dass nicht eingeschlafen werden soll.

Ich mache es mir bequem ...
Ich suche mir einen ruhigen Ort, an dem ich nicht gestört werde ...
Alles, was mich beengt, löse ich, lockere ich ...
die Schuhe, die Uhr, die Brille ...
alles, was mich beengt, wird gelockert

Und jetzt mache ich es mir so richtig bequem ...
Wenn ich bequem liege, schließe ich zur besseren Konzentration die Augen ...

Dann atme ich mehrere Male gaaaanz tief ein und aus ..., ganz tief ...
Ich konzentriere mich dabei auf den weichen unblockierten Atemfluss ...
ich fühle meinen Atem ...
Und beim Ausatmen sage ich mir: „Entspann dich, lass locker, ganz locker ...

Und wieder atme ich ganz tief ein, ganz tief und beim Ausatmen sage ich wieder: Lass locker ...
In mir löst sich alles ...
Ich bin ruhig und entspannt. Und noch einmal konzentriere ich mich auf meinen Atem ...

Ich atme tief ein, ich konzentriere mich auf meinen Atem und verfolge ihn ...
Und beim Ausatmen spüre ich wie die Luft durch meine Nase streicht ...

Ich entspanne mich dabei und werde locker und gelöst ...

Und ich möchte mich noch mehr entspannen ...
ich atme jetzt leicht, gleichmäßig und regelmäßig ...
ganz automatisch ... ganz von allein ...
ein und aus, ein und aus ... (circa 20 Sekunden Pause)

Und während ich so weiteratme, stelle ich mir vor, dass ich auf der Terrasse eines großen, schönen Hauses stehe und vor mir sieben Stufen in einen wunderschönen Park führen ...

Deutlich sehe ich diesen Park vor mir und ich weiß, dass ich in diesem Park sein möchte ...

Ich atme jetzt tief und bewusst die Luft dieses Parks ein ... und während ich ausatme schreite ich langsam die erste Stufe hinunter ...

Auf dieser Stufe liegt ein rotes, wollenes, weiches, harmonisch gearbeitetes Tuch ...

Das schöne Rot und das wunderbare Aroma nach frischer Wolle ziehen mich an. Und wenn ich will, kann ich dieses schöne rote Tuch deutlich vor mir sehen. Und ich stelle mir vor, ich kann dieses Tuch auch anfassen. Und während ich mit meiner Hand die kühle rote Oberfläche berühre und spüre, werde ich ganz ruhig und ich fühle mich völlig entspannt und wohl ...

Dann atme ich wieder tief ein, ganz tief ... und während ich ausatme, schreite ich ruhig auf die zweite Stufe ...

Dort liegt ein orangefarbenes, wollenes und weiches Tuch, welches ich wieder deutlich und nah vor mir sehe, wenn ich will ...

Und dann gehe ich mit meiner Hand über die glatte orangefarbene Oberfläche dieses weichen Tuches und spüre die angenehme Kühle und Glätte ...

Ich spüre dabei, dass ich immer ruhiger und entspannter werde ...
Ich werde immer ruhiger und entspannter ...

Und nun atme ich wieder tief ein und aus, ein und aus ...
und beim Ausatmen schreite ich langsam auf die dritte Stufe ...
Dort liegt ein gelbes, weiches Tuch ... Vielleicht rieche ich den sommerlichen Duft dieses Tuches ... Ja, ich rieche es jetzt ganz deutlich ... wenn ich will ...
Und wenn ich will, kann ich dieses gelbe, weiche Tuch auch berühren, dieses leuchtend gelbe Tuch ...
Und dann kann ich die Kanten des Tuches berühren und spüren ...
Leuchtend gelb und wohlduftend ist dieses Tuch ... Ich sehe das Gelb jetzt deutlich vor mir ...
Und ich bin jetzt ruhig und zufrieden ... ganz ruhig und zufrieden ...
und ich lasse mich durch nichts in meiner Ruhe stören ... Nichts kann mich in meiner Ruhe stören ...

Und nun atme ich wieder ganz tief ein und aus, ein und aus ...
und beim Ausatmen schreite ich langsam auf die vierte Stufe ...
Dort liegt ein wunderschönes, grünes, weiches Seidentuch ...
Ganz vorsichtig streiche ich über die leicht biegsamen Kanten und ich sehe deutlich das kräftige Grün dieses Seidentuches, wenn ich will ...
Und wenn ich will, kann ich den feinen Duft der Seide sogar riechen und das macht mich ganz gelöst ...

Nun atme ich wieder tief ein und aus, ein und aus ...
und beim Ausatmen schreite ich langsam auf die fünfte Stufe ...
Hier liegt ein wunderschönes noch feiner gewebtes blaues Seidentuch ... ruhig beuge ich mich über dieses Tuch ... und wenn ich will, fühle ich den samtweichen Faserverlauf und rieche den angenehmen Duft dieses blauen Tuches ...
Während ich mir dieses Blau ansehe, spüre ich, wie alles von mir weicht und ich aus tiefstem Herzen froh und glücklich bin ... Ich lasse alles von mir abweichen ... Das macht mich glücklich, aus tiefstem Herzen ...

Ich spüre, wie ich immer entspannter werde, immer entspannter ...

Und während ich wieder tief ein- und ausatme, schreite ich beim Ausatmen ruhig auf die sechste Stufe ...
Hier liegt ein zartes lila Seidentuch ... und dieses Tuch riecht wieder anders ... süß und angenehm ... und auch die Fasern dieses Tuches fühlen sich völlig anders an ...
Wieder gehe ich vorsichtig und ganz nah heran bis ich nur noch das Lila dieses zarten Tuches vor Augen habe ... Dabei werde ich ganz glücklich ...

Nun atme ich wieder tief ein und aus, ein und aus ..., ganz tief ...
und beim Ausatmen schreite ich langsam auf die siebte Stufe ...
Hier liegt ein Hauch von einem violetten Seidentuch ...
Es duftet kaum ... aber es hat eine wunderbare Farbe ... dieses Violett ... und eine Faserstruktur wie von feinstem Tuch ... Wenn ich will, kann ich es sogar vorsichtig berühren ...
Und während ich über die hauchzarte Faserstruktur streiche, wird es in mir ganz still ... gaaaanz still ...
Und in dieser wunderbaren Stille bin ich glücklich, wie selten zuvor ...

In meinem Park - der so ist, wie ich ihn mir vorstelle - steht ein wunderschöner Schaukelstuhl, auf dem ich mich nun gedanklich niederlasse ...
Ich spiele hier mit meiner Fantasie und genieße es, Bilder kommen und gehen zu lassen, kommen und gehen zu lassen und es einfach geschehen zu lassen ... (circa 30 bis 50 Sekunden Pause)

Und ich spüre, wie ich immer entspannter werde, mein Körper ist bleischwer und wird immer schwerer ... und träume vor mich hin ...
und ich bin ruhig und entspannt ... ganz ruhig und entspannt, völlig losgelöst und entspannt ...
Ich atme ruhig und entspannt ...

In meinem Tagtraum stelle ich mir vor, wie positiv sich meine Beckenbodenarbeit auswirken wird ...
ich erlebe diese Arbeit positiv und erfreulich ...
Ich habe diese Arbeit tief in mir aufgenommen und schließlich sehe ich mich am Ziel und ich weiß, dass alle meine Bemühungen hierzu sinnvoll sind.
In meinem Tagtraum freue ich mich über die Erfolge meiner Körperarbeit ...
Und ich beobachte mich dabei und bin sehr glücklich ...

Ich weiß jetzt: Ich werde meine Ziele erreichen ... und ich habe Freude an der Bewältigung meiner Arbeit ...
Meine bisherigen Bestrebungen und Bemühungen hierzu sind richtig und sinnvoll und es fällt mir leicht, mein Ziel zu bewältigen ...
Ich erinnere mich an Alles, was ich wissen muss.
Ich bin völlig ruhig und sicher. Mein Gedächtnis ist wach und mein Verständnis ist gut ...

Und ganz tief lasse ich diese Sätze in mich hineinsinken ...
Ja, jetzt weiß ich: Ich kann!

Alle positiven Erfahrungen, die ich im Tagtraum mit dem Erreichen meiner Ziele gemacht habe, nehme ich mit ...
Ich fühle mich frisch, entspannt, voller Aktivität und ich möchte jetzt langsam zurück aus meinem Tagtraum ... und zurück ins Hier und Jetzt ...

Ich stehe gedanklich von meiner Schaukelstuhl auf und sehe einen Weg vor mir.
Am Ende dieses Weges sehe ich ein großes Tor ...
Wenn ich durch dieses Tor gehe, bin ich wieder im Hier und Jetzt ...
Langsam, ruhig und locker gehe ich auf dieses Tor zu, um wieder ins Hier und Jetzt zurückzukommen ...

Ich werde gleich von eins bis fünf zählen, um wieder zurück zu kommen ... und wenn ich bei der Zahl fünf bin, gehe ich durch dieses Tor und bin wieder hier ...

Eins ...
Zwei ...
Drei ... ich komme dem Tor immer näher ...
Vier ... ich bewege nun meine Füße, forme die Hände zu Fäusten, atme ganz tief ein und aus ...
ich winkele jetzt auch meine Arme an ...
Fünf ... ich schreite durch das Tor, öffne die Augen, dehne mich kräftig, gähne, recke und strecke mich und atme tief ein und aus. Und wenn ich will, dann bleibe ich noch ein wenig liegen und spüre einen kleinen Augenblick meiner Reise nach ...
jetzt bin ich wieder richtig frisch, wach und munter ...

Anhang

Die Autorin

Heike Hesterberg bietet seit vielen Jahren professionelle sportive Fort- und Weiterbildungen für Hebammen, Physiotherapeutinnen, Gymnastik-, Aerobic- und Wellnesstrainerinnen an. Sie ist bekannt für anspruchsvolle Gymnastik in der Schwangerschaft, im Wochenbett, in der Rückbildungszeit und bei Beckenbodenschwächen.

In den 80er Jahren arbeitete Heike Hesterberg als Hebamme und Geburtsvorbereiterin. Im Rahmen ihrer beruflichen Weiterbildung schloss sie zu Beginn der 90er Jahre eine medizinpädagogische Fortbildung zur Lehrerin für das Hebammenwesen ab. Sie absolvierte diverse Sporttrainerausbildungen, wie zum Beispiel Trainerlizenzen für Gymnastik, Aerobic, Rückenschule und für „Peripartale Gymnastik & Sport“ und leitet als Sport- und Gesundheitstrainerin unter anderem Ball-, Step- und normale Aerobic, Kinder- und Erwachsenengruppen, Aqua-Gymnastik in der Schwangerschaft, Rückbildungs- und Beckenbodengymnastik und weiteres mehr an.

Mit der Berufserfahrung der Sporttrainerin, der Sensibilität der Hebamme und dem pädagogischen Know-How der Lehrerin erkannte sie Mitte der 90er Jahre die Notwendigkeit der Veränderung im bisherigen Gymnastik- und Sportangebot für Schwangere, Rückbildungsfrauen und Frauen mit Beckenbodenschwäche. Sie spürte die gesundheitlich, sport- und trainingswissenschaftlich orientierte Bildungslücke sowie den Bildungsbedarf vieler Kursleiterinnen und veröffentlichte1996 ihr erstes Buch „Let's move - innovative Rückbildungsgymnastik“ im Elwin Staude Verlag.

Darüber hinaus veröffentlichte sie Fachartikel in der Deutschen Hebammen Zeitschrift und ist Mitautorin verschiedener Lehr- und Arbeitsbücher für Hebammen.

Seit 1996 führt sie unterschiedliche Fort- und Weiterbildungen für Hebammen, Physiotherapeutinnen und andere Berufsgruppen in Deutschland und im deutschsprachigen Ausland durch.

1999 entwickelte sie die erste sportive Zusatzqualifikation „Trainerin für peripartale Gymnastik & Sport“ für Hebammen. Seit 2000 führt sie diese Maßnahme in Kooperation und als Referentin mit der „Deutschen Sporthochschule Köln“ durch.

Seit 2003 bietet Heike Hesterberg auf Grundlage des vorliegenden Buches die innovative dreiteilige Fortbildung „Bebo-Aktiv, Trainerin & Beraterin für ganzheitliche Beckenbodengesundheit“ an. Angesprochen werden interessierte Hebammen, PhysiotherapeutInnen, GeburtsvorbereiterInnen, SporttrainerInnen, SportlehrerInnen, ÄrztInnen, Arzthelferinnen und Krankenschwestern/Pfleger aus dem urologischen, proktologischen, viszeralchirurgischen und gynäkologischen Bereich.

Im Sommer 2003 eröffnete Heike Hesterberg die Dürener Gesundheitsoase Hesterberg, Forum für ganzheitliche Gesundheit, Bewegung und Bildung.

Fort- und Weiterbildungsangebote

Trainerqualifikation für Hebammen mit Abschlussprüfung
„Trainerin für peripartale Gymnastik & Sport“
6 Tage, circa 60 Stunden.
In Kooperation mit der Deutschen Sporthochschule Köln
Kontakt: Deutsche Sporthochschule Köln
Fort- und Weiterbildungsbeauftragte Frau Hanusa
Carl-Diem Weg 6, D- 50933 Köln
Tel.: 0049(0)221 49 82 213, E-Mail: hanusa@hrz.dshs-koeln.de

Trainer- und Beraterqualifikation mit Abschlussprüfung
Für Interessierte aus dem sport- und medizinpädagogischen Bereich mit Abschlussprüfungen
„Bebo-Aktiv, TrainerIn & BeraterIn für ganzheitliche Beckenbodengesundheit“
6 Tage, circa 60 Stunden

Weiterbildungen ohne Abschlussprüfung

„Fit in der Schwangerschaft“
4 Tage, circa 40 Stunden

„Aqua-Fit & Relax in der Schwangerschaft“
2 Tage, circa 20 Stunden

„Let's move, innovative Rückbildungsgymnastik“
4 Tage, circa 40 Stunden

„Beckenbodengymnastik“
2 Tage, circa 20 Stunden

Weitere Informationen:
Dürener Gesundheitsoase Hesterberg
Akademie für sport- und medizinpädagogische Bildung
Postfach 10 08 17, D- 52308 Düren
E-Mail: HeikeHesterberg@aol.com
www.hesterberg-dgo.de

Quellen und Literaturhinweise

Adler, S., Buck, M., Beckers, D.: PNF in der Praxis, 4. Auflage, Springer Verlag, Berlin 2001

Boecker, A., Hantel, N., Hinninghofer, H., Dr. Musial, F., Prof. Dr. Enck, P.: Blasenschwäche, was ist das eigentlich?, Medicheck GmbH, Essen

Burgio, K., Pearce, K., Lucco, A.: Nie wieder nass, 1. Auflage, Medicheck GmbH, Essen, 1998

Carrière, B.: Beckenboden, 1. Auflage, Thieme Verlag Stuttgart, 2003

Freiwald, J.: Prävention Rehabilitation im Sport, 1. Auflage, rororo, Reinbek bei Hamburg, 1989

Gotved, H.: Beckenboden und Sexualität, 2. Auflage, Trias Thieme Hippokrates Enke Verlag, Stuttgart, 1991

Gotved, H.: Harninkontinenz ist überwindbar, 2. Auflage, Trias Thieme Hippokrates Enke Verlag, Stuttgart, 1991

Heller, A., Geburtsvorbereitung Methode Menne-Heller, 1. Auflage, Thieme Verlag Stuttgart, 1998

Hesterberg-Kern, H.: Let's move, innovative Rückbildungsgymnastik, 2. Auflage, Elwin Staude Verlag, Hannover, 1997

Hesterberg, H.: Wenn die Beckenbodengymnastik allein nicht mehr ausreicht, Deutsche Hebammen Zeitschrift, 8/2002, Elwin Staude Verlag

Hesterberg, H.: Fit for Mum, Übungs-Seminar, 1. Auflage, Rumpf Verlag, Weilheim, 2001

Höfler, H.: Beckenbodengymnastik für Sie und Ihn, 1. Auflage, BLV München, Wien, Zürich, 1999

Horschitz, H. Prof.: Vertragsformulare für Hebammenabrechnungen (RBG) nach HebGV

Kempf, H.-D.: Die Rückenschule, 3. Auflage, rororo, Reinbek bei Hamburg 1997

Knebel, K.-P.: Funktionsgymnastik, rororo, Reinbeck bei Hamburg 1990

Lange, R.: Diagnostik und Therapie der Harninkontinenz in der gynäkologischen Praxis, Schriftenreihe des Berufsverbandes der Frauenärzte e.V., Standard Light GmbH, Karlsruhe 1997

Melchior, H, Prof. Dr.: GIH, Gesellschaft für Stuhlinkontinenz (Blasen- und Darmschwäche), Auflage 2/98, Informationsschriften

Risch, E.: Gesunde Füße und Beine, 2. Auflage, Gustav Fischer Verlag, Stuttgart, New York, 1988

Röcker, A.: Beckenbodengymnastik, 1. Auflage, Südwest Verlag GmbH München, 1999

Scheer, W.: Fort- und Weiterbildungsskripten zu Fit in der Schwangerschaft und Trainerin für peripartale Gymnastik & Sport, 2000, 2001

Scheer, W.: Weiterbildungsskript zu „Let's move", Seminarskript 3, Konstanz 2001

Schmidt-Matthiesen, H., Prof. Dr.: Gynäkologie und Geburtshilfe, 8. Auflage, Schattauer Verlag, 1992

Zimmermann, I.: Beckenbodentraining, 1. Auflage, Schlütersche Verlagsgesellschaft, Hannover, 1996

Bezugshinweise

Professionell abgemischte Musik für den Gymnastik- und Aerobicbereich
GYMUSIK, Barmstedt
Wilhelm Busch Weg 4
D-25355 Barmstedt
Tel.: (04123) 858 94, Fax: (04123) 858 85, www.gymusic.de

Medizintechnik: Biofeedback- und EMS-Geräte zur Therapie von Senkung und Inkontinenz
Med. Systems
Triererstraße 96
D-52078 Aachen
Tel.: (0241) 1603714

Sportartikel (Bälle, Matten, Therabänder, Massageigel, Sportanleitungen, Videos usw.)
Ursula Rumpf Versand
Feichtlstr. 3
D-82362 Weilheim
Tel.: (0881) 63566, Fax (0881) 69972

Herzfrequenzmessgeräte und interessante Broschüren zur Trainingslehre
Polar GmbH Deutschland
Hessenring 2
D-64572 Büttelborn
Tel.: (0881) 63566, Fax: (0881) 69972, www.polar-electro.de

Hebammenspezifische, geburtshilflich orientierte Fachliteratur, Fachzeitschriften, Videos und Formulare
Elwin Staude Verlag
Fuchsrain 18A
D-30657 Hannover
Tel.: (0511) 651003, Fax: (0511) 651788, www.staudeverlag.de

Kontakte

BDH, Bund deutscher Hebammen e.V.
Steinhäuser Str. 22
76135 Karlsruhe
Tel.: (0721) 98189-0, Fax: (0721) 9818920, www.bdh.de und www.hebammenverband.de

BfHD, Bund der freiberuflichen Hebammen e.V.
Kasseler Straße 1a
D-60486 Frankfurt/M.
Tel.: (069) 79534971

Dürener Gesundheitsoase Hesterberg
Akademie für sport- und medizinpädagogische Bildung
Postfach 100817
D-52308 Düren
E-Mail: HeikeHesterberg@aol.com
www.hesterberg-dgo.de

GIH, Gesellschaft für Inkontinenzhilfen e.V.
D-Friedrich-Ebert-Str. 124
34119 Kassel
Tel.: (0881) 63566, Fax: (0881) 69972, www.gih.de